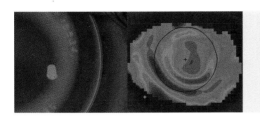
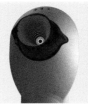
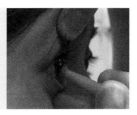

硬性角膜接触镜
验配跟我学  第2版

梅　颖　唐志萍　编著

U0391164

人民卫生出版社

图书在版编目（CIP）数据

硬性角膜接触镜验配跟我学 / 梅颖，唐志萍编著 . —2 版 . —北京：人民卫生出版社，2018

ISBN 978-7-117-25966-8

Ⅰ.①硬… Ⅱ.①梅…②唐… Ⅲ.①角膜接触镜 - 眼镜检法 Ⅳ.① R778.3

中国版本图书馆 CIP 数据核字（2018）第 022049 号

| 人卫智网 | www.ipmph.com | 医学教育、学术、考试、健康，购书智慧智能综合服务平台 |
| 人卫官网 | www.pmph.com | 人卫官方资讯发布平台 |

硬性角膜接触镜验配跟我学
第 2 版

编　　著：梅　颖　唐志萍

出版发行：人民卫生出版社（中继线 010-59780011）

地　　址：北京市朝阳区潘家园南里 19 号

邮　　编：100021

E - mail：pmph @ pmph.com

购书热线：010-59787592　010-59787584　010-65264830

印　　刷：北京铭成印刷有限公司

经　　销：新华书店

开　　本：710×1000　1/16　印张：16

字　　数：305 千字

版　　次：2016 年 3 月第 1 版　　2018 年 2 月第 2 版
　　　　　2023 年 7 月第 2 版第 8 次印刷（总第 12 次印刷）

标准书号：ISBN 978-7-117-25966-8/R · 25967

定　　价：98.00 元

打击盗版举报电话：010-59787491　E-mail：WQ @ pmph.com
（凡属印装质量问题请与本社市场营销中心联系退换）

作者简介

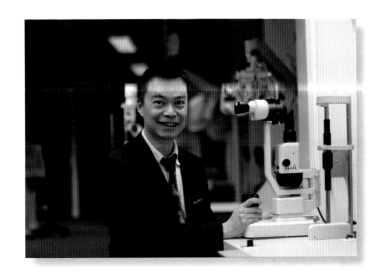

梅颖，上海新虹桥国际医学园区美视美景眼科中心业务院长，副主任医师。天津医科大学早稻田眼镜职业培训学校名誉校长。国际角膜塑形学会资深会员（FIAO）、国际角膜塑形学会亚洲分会资深会员（SIAOA）、美国视觉训练和发展学会（COVD）会员。《中国眼镜科技杂志》专栏作者。

著有《硬性角膜接触镜验配案例图解》《硬性角膜接触镜验配跟我学》《视光医生门诊笔记》。担任《中职教接触镜验配技术》副主编，参与《斜弱视和双眼视处理技术》的编写。

眼视光英才计划"明日之星"第一期成员。

作者简介

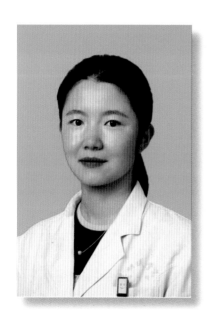

唐志萍，上海普瑞眼科医院副主任医师，眼科学博士、云南省女医师协会眼科专业分会委员。1999 年毕业于北京医科大学，主要从事眼科临床工作，并对视网膜、视神经的损伤及保护进行了大量的研究工作。主持云南省科技厅自然科学基金面上项目、昆明医科大学创新基金项目，并参与多项国家自然基金的研究工作。2015 年与团队共同荣获云南省科技厅科技一等奖、2016 年与团队共同荣获云南省科技进步一等奖。

序

梅颖医生又写了一本书，名曰《硬性角膜接触镜验配跟我学》，看题目就能猜到此书一定是验配一线工作着的专家写的，是为正在验配一线初学者写的。只有经历过在临床上探索初期的艰难和历练，才会有这样的写书感悟和写这样书给人家分享的风愿。

梅颖医师再次邀请我写序言，我虽因词穷想推辞，但看到梅颖医师如此坚韧不拔地努力，如此不遗余力分享的品格，我也只有欣然提笔、努力"推荐"此书了。

梅颖医师去年写成了《硬性角膜接触镜验配案例图解》，以案例的形式展示临床中常见或不常见的验配经验，获得了不少同行的推崇。自然，年轻同行在临床上遇到相关疑惑，会更多地在"微信"或"圈子"里提出，梅颖医师在交流中发现，在诸多基层单位，在开展验配的过程中都面临相同的困境：缺乏一个规范化的流程指导、无法在开展初期迅速掌握验配的要点。这一短板对硬镜的推广有着极大的屏障作用，也由此带来疗效不佳、引起一些本可规避的并发症，给医患双方带来负面影响。由此，他开始萌发写一本让基层医师读起来容易、学起来简单、但又符合临床规范的验配指南，《硬性角膜接触镜验配跟我学》应运而生。

《硬性角膜接触镜验配跟我学》以简洁清晰的方式阐述了硬性接触镜的背景知识、相关眼部解剖，较详细介绍了硬性接触镜开展所需要的相关知识：基本设施、法律法规、参数设计、患者适应证、检查数据分析、验配流程、实践操作、常见问题及并发症处理，以及医患沟通交流要点等。全书重点落在硬性接触镜的验配细节上，有要点、有步骤、有程序、有图示，为初学者提供了一个非常好的流程指南、细节指导，并为规范硬性接触镜的验配操作提供了依据。

特为此书作序，期待硬性角膜接触镜专业验配人员能从此书中受益，为百姓提供安全有效的验配。

吕　帆

2016 年元月

第 2 版前言

角膜塑形是儿童近视控制的有效光学工具，近年来我国各地医疗机构都开始开展起来了。2016 年底，国家食品药品监督管理总局批准了 CRT 设计（corneal refractive therapy，角膜屈光矫治）的角膜塑形镜，CRT 设计的角膜塑形镜在美国也是主流的设计之一，而且到目前为止已有不少单位开始使用 CRT 的设计进行验配。然而在此之前的角膜塑形设计都是 VST 设计（vision shaping treatment，视觉重塑治疗）的镜片。两种设计的角膜塑形镜在设计理念、验配方法和镜片调整上有很大的差别，而《硬性角膜接触镜验配跟我学》（第 1 版）中也没有介绍 CRT 塑形镜的验配方法。另外，有不少读者反映第 1 版图书为黑白印刷，书中大量的角膜地形图无法看清楚，希望能有彩色印刷的图书，应该更具临床指导作用。

为了满足上述读者提出的要求并结合最近对角膜塑形设计方面的一些理解，在 CRT 塑形镜的验配内容外，我们又整理了一些资料，包括 VST 塑形镜的弧段设计、塑形镜降幅设计原则、散光塑形镜验配、角膜塑形临床风险防控专家共识等与临床密切相关的内容，对原文重新优化整理后编写了《硬性角膜接触镜验配跟我学》（第 2 版）。

第 2 版优化了结构、丰富了内容，增加了角膜塑形相关档案的填写样本、临床案例，补充了散光塑形镜验配和 CRT 塑形镜、双矢高 CRT 验配的体系，而且全彩印刷，相信是一本能让读者在硬性角膜接触镜验配上，从入门到精通的系统化的专业指导书。

封底提供了"梅医生的视光工作室"微信公众平台的二维码，可作为和作者交流的一个平台，欢迎大家关注和交流。

梅 颖　唐志萍
2017 年 12 月于上海

第1版前言

硬性透气性角膜接触镜，包括 RGP 镜（rigid gas permeable contact lens）和角膜塑形镜（orthokeratology lens），是近年来视光学临床应用和研究的热点。在中华医学会眼科学分会眼视光学组以及 IAOA（国际角膜塑形学会亚洲分会）的推动下，通过多次学术会议的组织、学术文章的发表和相关专著、教材的发行，使视光从业人员认识到了硬性角膜接触镜的临床应用优势，越来越多的视光从业人员在学习和开展硬性角膜接触镜验配技术。

由于硬性角膜接触镜，无论其材料特点还是镜片设计都比传统的软性角膜接触镜特殊，而且验配技术复杂而学习周期长。现有的介绍硬性角膜接触镜的理论知识、验配方法、验配流程、并发症处理等方面的教材、专著较多，但多以理论性指导为主，而实践、操作指导类的书籍较少。

如果能设计一本以操作指导为主的"实操手册"，以明确的步骤式、表格式的操作指导作为可提供读者互相练习的"标准化"学习工具，同时辅以医患交流案例，医患沟通文书模板，能否缩短硬性角膜接触镜的学习周期呢？另外，在临床实际工作中，我们发现开展硬性角膜接触镜验配技术，需要的不仅仅是接触镜专业知识，同时还需要从业者对国家相关法律法规了解；对相应的场地、设备要求的理解；会对角膜地形图检查结果进行阅读和分析；具备相应的医患沟通技能；具备对知情同意书、指导手册、服务协议等的设计技能。

基于以上想法，结合在天明视光十余年来我们开展的大量临床硬性角膜接触镜验配工作和经验，我萌发了撰写一本《硬性角膜接触镜验配跟我学》的实用型专著的想法。以硬性接触镜验配技能为核心，建设一套实践性强的学习体系，以求缩短硬性接触镜验配的学习周期，形成一本初学者的入门指导书。

有同行询问，目前大家更多的是在做角膜塑形镜，为什么要把 RGP 镜的验配内容也写入本书？为什么不写一本专门针对角膜塑形的书籍？我认为 RGP 镜是做角膜塑形镜的基础，现在很多从业者没接触过 RGP 镜就直接做角膜塑形镜的验配，其实也是缺乏一定的知识和技能的。所以，把 RGP 镜与角膜塑形镜验配整合在一起，先学习 RGP 镜的验配知识和技能，会更加容易学习角膜塑形镜的验配。这也是以美国为主的发达国家的视光医生的学习顺序和惯例。

由于硬性接触镜是临床眼视光学、医学领域中比较具有挑战性的领域，要求验配者具备丰富的背景知识和经验积累。本书仅介绍与验配相关的必需的背景知识，未做展开讨论，也未对更复杂的镜片设计、并发症处理等更深层次问题进行探讨，更未介绍硬性接触镜相关的临床研究内容。其中，硬性接触镜镜片的戴镜、摘镜操作步骤、护理维护内容，已经在很多的专著和书籍、教材中有图文并茂的详细描述，更有生产商拍摄和提供了详尽的操作视频供从业者和患者学习，所以对此部分内容本书仅做简要说明，不再做详细介绍。此外，有关眼的生理解剖、屈光系统，基础视光理论，眼科检查，屈光检查，镜片设计、生产、材料，接触镜的历史和发展等基础知识，本书也未做介绍。所以，本书只能作为基础篇教程，待我们以后有了进一步的积累，会再推出"进阶篇"，甚至"高级篇"。

对于视光从业人员来说，硬性接触镜验配技术可能更多的是面对"顾客"而不是"患者"，所以其推广不仅要求会做，更要会说。本书特引入"医患沟通"章节，介绍相关的医患/顾客沟通要点，并以一些案例来介绍说明，避免只会做不会说的情况。

本书是一本以硬性角膜接触镜验配为主体的"实操手册"，强调验配过程中的具体操作和实践，用词严谨、科学，逻辑性强而通俗易懂，是一本实践指导性强的专业指导书。本书中配以大量的插图做说明，以加强读者的理解，适合刚开始学习硬性接触镜验配技术的新手，也可作为视光医师、临床眼科医师、医学院校学生、视光职业学校学生、验光师学习和工作的参考书，还可为医学院校、视光职业学校的教师和科研人员提供参考。

本书中的相关仪器、设备、操作场地，由上海根植企业咨询有限公司旗下的香港大学深圳医院美视美景护眼中心和天明视光眼科诊所提供，视光医生和验光师团队提供了接触镜摘戴镜和护理的操作场景照片，和一些相关的临床材料。人民卫生出版社的编辑对本书做了悉心的指导。本书凝聚了许多人的智慧和心血，在此感谢大家的辛勤劳动。

梅 颖　唐志萍

目　录

第一章　硬性角膜接触镜验配相关的必要理论知识…………………………… 1

　第一节　角膜的解剖和生理………………………………………………… 1

　　一、角膜的解剖………………………………………………………… 1

　　二、角膜的生理………………………………………………………… 4

　第二节　硬性角膜接触镜镜片材料特性…………………………………… 6

　　一、接触镜材料的基本特性…………………………………………… 6

　　二、硬性角膜接触镜材料……………………………………………… 8

　第三节　硬性角膜接触镜验配开展的技术要素…………………………… 10

　　一、场地………………………………………………………………… 10

　　二、设备………………………………………………………………… 10

　　三、试戴镜组和耗材…………………………………………………… 12

　　四、档案设计…………………………………………………………… 13

　　五、我国开展硬性角膜接触镜验配的相关法规……………………… 14

　第四节　基于 Placido 盘的角膜地形图和初步阅读……………………… 23

　　一、角膜曲率与角膜地形图基础……………………………………… 24

　　二、角膜地形图的检查操作注意事项………………………………… 41

第二章　硬性角膜接触镜的戴镜、摘镜和护理操作实践………………… 43

　　一、硬性角膜接触镜戴镜、摘镜和护理的相关工具和耗材………… 43

　　二、硬性角膜接触镜戴镜、摘镜和护理操作流程…………………… 47

　　三、相关护理器具的清洗和更换……………………………………… 53

第三章　RGP 镜验配和实践 …………………………………………………… 54

　第一节　RGP 镜概述 ……………………………………………………… 54

　　一、RGP 镜的优势 …………………………………………………… 54

　　二、RGP 镜的参数 …………………………………………………… 54

　　三、RGP 镜的设计分类 ……………………………………………… 56

　　四、RGP 镜配戴与泪液透镜 …………………………………………… 57

第二节　RGP 镜的适配者选择 …………………………………………… 58

第三节　医患沟通：如何向适配者（家长）介绍 RGP 镜 ……………… 59

　　一、接触镜矫正屈光不正的优势 ……………………………………… 59

　　二、RGP 镜在儿童远视性弱视矫正中的应用优势 …………………… 63

　　三、RGP 镜与软性角膜接触镜的特点比较 …………………………… 64

　　四、推荐 RGP 镜的医患沟通案例 …………………………………… 66

第四节　球面设计 RGP 镜验配流程 ……………………………………… 70

　　一、问诊和眼部健康检查 ……………………………………………… 70

　　二、眼部相关参数的测量 ……………………………………………… 71

　　三、验光 ………………………………………………………………… 73

　　四、选择试戴镜和试戴评估 …………………………………………… 74

　　五、戴镜验光、屈光参数确定 ………………………………………… 79

　　六、RGP 镜的定片与分发 …………………………………………… 79

　　七、RGP 镜片更换周期 ……………………………………………… 79

　　八、RGP 镜的配戴适应 ……………………………………………… 80

　　九、RGP 镜的随访和复查 …………………………………………… 80

第五节　球面设计 RGP 镜验配实践操作 ………………………………… 82

　　一、问诊和 RGP 镜验配前检查 ……………………………………… 82

　　二、RGP 镜的配适评估和处方 ……………………………………… 84

第六节　复曲面 RGP 镜概述 ……………………………………………… 88

第七节　后复曲面 RGP 镜验配流程 ……………………………………… 91

　　一、后复曲面 RGP 镜的特点 ………………………………………… 91

　　二、后复曲面 RGP 镜片参数计算过程 ……………………………… 91

　　三、后复曲面 RGP 镜片参数计算表 ………………………………… 95

　　四、后复曲面 RGP 镜验配注意事项 ………………………………… 96

第八节　双复曲面 RGP 镜验配流程 ……………………………………… 97

　　一、双复曲面 RGP 镜的特点 ………………………………………… 97

　　二、双复曲面 RGP 镜片参数计算过程 ……………………………… 97

　　三、双复曲面 RGP 镜片参数计算表 ………………………………… 101

　　四、双复曲面 RGP 镜验配注意事项 ………………………………… 102

第九节　RGP 镜配适的常见问题 ························· 102
一、配适状态 ····································· 102
二、光度与配适 ··································· 103
三、RGP 镜光度与镜片配适的关系 ··············· 105
四、直径与配适 ··································· 107
五、RGP 镜设计与配适 ························· 108

第四章　角膜塑形镜的验配和实践 ··················· 110
第一节　角膜塑形镜概述 ······················· 110
一、角膜塑形术的历史与发展 ·················· 111
二、角膜塑形镜的设计 ······················· 112
三、角膜塑形镜的验配方式 ··················· 113
四、角膜塑形镜的试戴镜组 ··················· 114
五、角膜塑形与角膜屈光手术比较 ············· 116
第二节　角膜塑形镜的适配者选择 ··············· 116
一、适应证 ····································· 116
二、非适应证 ··································· 117
三、适配者选择的非医学因素 ·················· 119
第三节　医患沟通：如何向适配者（家长）介绍角膜塑形镜 ··· 119
一、角膜塑形镜的近视控制原理 ················· 119
二、角膜塑形镜的安全性 ····················· 123
三、角膜塑形近视控制的有效性 ··············· 125
四、介绍角膜塑形镜的医患沟通案例 ··········· 125
第四节　角膜塑形镜验配流程 ··················· 130
一、验配前检查 ································· 130
二、镜片选择 ··································· 133
三、试戴评估 ··································· 134
四、戴镜验光确认降幅 ······················· 138
五、过夜试戴后的评估和镜片参数调整 ········· 144
六、知情同意书和验配协议的签署 ············· 147
七、角膜塑形的相关费用 ····················· 148
八、定片和发放 ······························· 149

九、角膜塑形镜的戴镜、摘镜和护理指导 ·························· 151

十、角膜塑形的复诊和随访 ······································· 151

十一、文件档案的保存 ·· 154

第五节　角膜塑形镜验配实践操作 ··································· 154

一、验配前检查和试戴镜选择 ······································ 154

二、试戴评估 ·· 158

三、过夜试戴后的评估和镜片参数调整 ······························ 166

第六节　散光（toric）角膜塑形镜的验配 ······························ 166

一、散光（toric 设计）角膜塑形镜 ·································· 166

二、散光（toric 设计）角膜塑形镜的验配 ···························· 170

第七节　角膜塑形镜配适常见问题和参数调整 ······················· 176

一、配适偏紧 ·· 177

二、配适偏松 ·· 178

三、侧方偏位 ·· 180

四、中央岛 ·· 182

五、镜片直径与配适 ·· 184

六、镜片直径与眩光 ·· 185

七、配适常见问题汇总 ·· 186

第八节　其他常见验配问题 ··· 187

一、视力波动 ·· 187

二、视近困难 ·· 188

三、塑形效果差 ·· 188

四、效果维持时间短 ·· 188

五、镜片固着 ·· 188

第五章　CRT 角膜塑形镜 ··· 189

第一节　CRT 角膜塑形镜的材料、设计和试戴镜组 ················· 189

一、材料 ··· 189

二、设计 ··· 191

三、CRT 首选镜片计算尺 ·· 196

四、CRT 设计的特点 ·· 198

第二节　CRT 验配流程 ·· 199

第三节　CRT 试戴调整原则 ……………………………… 202

一、CRT 参数调整对矢高的影响 ………………………… 202

二、直径 ………………………………………………… 202

三、上方偏位 …………………………………………… 202

四、侧方偏位 …………………………………………… 203

五、下方偏位 …………………………………………… 203

六、治疗区面积小 ……………………………………… 203

七、e 值 ………………………………………………… 203

八、中央岛 ……………………………………………… 203

九、气泡 ……………………………………………… 204

十、边翘过高与不足 …………………………………… 204

十一、片上验光 ………………………………………… 204

第四节　双矢高 CRT …………………………………… 206

一、双矢高 CRT 设计 …………………………………… 206

二、双矢高设计的激光码标识 ………………………… 206

三、双矢高 CRT 的参数选择 …………………………… 206

四、双矢高 CRT 试戴镜 ………………………………… 208

五、双矢高 CRT 的验配方法 …………………………… 208

第六章　硬性角膜接触镜常见并发症 ………………… 209

一、角膜上皮损伤 ……………………………………… 209

二、角膜色素环 ………………………………………… 213

三、无菌性周边角膜浸润、溃疡 ……………………… 213

四、感染性角膜炎 ……………………………………… 215

五、泪液异常 …………………………………………… 216

六、结膜异常 …………………………………………… 216

第七章　开展硬性角膜接触镜验配的相关工具 ……… 218

一、RGP 镜验配知情同意书 …………………………… 218

二、角膜塑形屈光矫正的优点和缺点 ………………… 219

三、角膜塑形镜验配知情同意书和验配协议 ………… 220

四、试戴镜借片说明和押金单 ………………………… 226

五、角膜塑形定片记录 ·· 226

六、角膜塑形验片记录 ·· 227

七、角膜塑形术矫治工具领取确认书 ······························ 228

八、硬性角膜接触镜的戴镜、摘镜和镜片护理指南 ··············· 229

九、角膜塑形镜的配戴指导 ·· 233

参考文献 ·· 236

后记 角膜塑形收费标准的相关思考 ····························· 240

第一章

硬性角膜接触镜验配相关的
必要理论知识

角膜接触镜（contact lens）不仅从外观和方便性方面给近视、远视、散光等屈光不正患者带来了很大的改善，而且视野宽阔、视觉成像质量佳，在控制青少年近视、散光进展，治疗特殊眼病等方面也发挥了特殊的功效。硬性高透气性角膜接触镜指使用高透氧材料制作的硬性角膜接触镜，包括 RGP 镜（rigid gas permeable contact lens）和角膜塑形镜（orthokeratology lens）。

硬性角膜接触镜所含的硅、氟等聚合物，能够大大增加氧气的通过量。其材质的氧通透性高，"硬性"的特点使其具有良好的矫正近视、散光及圆锥角膜的光学特性，使用更安全，护理更简便。与软性角膜接触镜相比，硬性角膜接触镜既提高了透氧性，又保证了材料的牢固性，并且具有良好的湿润性和抗沉淀性。在角膜屈光手术后、圆锥角膜、角膜外伤等角膜疾患造成的不规则角膜散光、复杂屈光不正等情况下，软性角膜接触镜常常无能为力，而 RGP 镜可以进行良好的屈光重建和矫正视力。近年的研究一致认为角膜塑形镜能有效减缓儿童近视进展。

硬性角膜接触镜在发达国家中使用非常普遍，在我国也已有较好的发展势头，屈光不正患者和视光师开始认识到硬性角膜接触镜有更大的优越性。越来越多的视光师和从业者开始学习并开展硬性角膜接触镜的验配技术。本章介绍硬性角膜接触镜验配相关的必要背景知识，由于篇幅有限不做展开讨论。

第一节　角膜的解剖和生理

一、角膜的解剖

角膜位于眼球壁纤维膜的前 1/6，无色透明。从前面看为横椭圆形。水平径为 11.5~12mm，垂直径为 10.5~11mm。周边厚度约为 1mm，中央稍薄，为

0.5~0.55mm。其前表面的曲率半径约为 7.8mm，后表面约为 6.8mm。角膜并不是一个真正的球面，角膜中央 4.0mm 光学区范围内近似球面，而向周边逐渐变得平坦，特别是鼻侧更加明显。

在做硬性角膜接触镜时，睑裂高度、角膜 HVID（可见虹膜直径）、K 值、e 值等都是选择镜片参数的重要指标。而角膜塑形镜是在美国先发展，之后引进中国的，其镜片参数设计也更多的是考虑西方人的角膜形态参数制作的，所以了解中国人和西方人的角膜参数标准和差异非常重要。表 1-1-1 总结了中国人和西方人的角膜参数，了解这些数据对于硬性角膜接触镜的参数选择和调整很有意义。相比西方人，中国人的角膜横径和睑裂高度均较小一些。

表 1-1-1　中国人和西方人的角膜参数比较

角膜参数	年龄	中国人	西方人
HVID（可见虹膜直径）	成人	11.16mm ± 0.54mm（*Lam and Loran*，1991） 11.63mm ± 0.03mm（*Matsuda et al*，1992） 11.4mm ± 0.6mm（*Wong et al*，2002）	11.71mm ± 0.46mm（*Lam and Loran*，1991） 11.79mm ± 0.04mm（*Matsuda et al*，1992）
	儿童	11.2mm ± 0.3mm（6~12 岁）（*Chan et al.* 2012）	8.9~12.6mm（1.5 月 ~19 岁）（*Ronneberger et al.* 2006）
睑裂高度	成人	9.6mm ± 1.2mm（*Cheung et al.* 2002） 9.6mm ± 1.18mm（*Wong et al.* 2002） 9.7mm ± 0.8mm（*Lin et al.* 2006）	9.7mm ± 1.2mm（*Read et al.* 2006） 10.3mm ± 1.9mm（*Lin et al.* 2006）
角膜平坦 K（曲率半径/屈光度）	成人	7.91mm + 0.23mm（*Lam and Loran.* 1991） 7.82mm ± 0.26mm（*Cheung et al.* 2000） 42.37D ± 1.17D（*Chen and Lam.* 2009）	8.03mm ± 0.204mm（*Lam and Loran.* 1991）
	儿童	43.38D ± 1.52D（*Chen et al.* 2008） 7.85mm ± 0.24mm（*Chen et al.* 2012）	43.32D ± 1.23D（*Walline et al.* 2001）

角膜参数	年龄	中国人	西方人
角膜平坦子午线 p 值	成人	0.78 ± 0.12（Cheung et al.2000）	--
	儿童	0.56 ± 0.12（6~12 岁）（Chan et al. 2012）	--
角膜平坦子午线 e 值 *	成人	0.32~0.58（Cheung et al.2000）	--
	儿童	0.57~0.75（6~12 岁）（Chan et al. 2012）	--
角膜陡峭 K（曲率半径或屈光度）	成人	7.74mm ± 0.24mm（Lam and Loran.1991） 7.64mm ± 0.26mm（Cheung et al. 2000） 43.69D ± 1.37D（Chen and Lam. 2009）	7.87mm ± 0.22mm（Lam and Loran.1991）
	儿童	44.79D ± 1.65D（Chen et al. 2008） 7.59mm ± 0.26mm（Chen et al. 2012）	43.91D ± 1.30D（Walline et al.2001）
角膜陡峭子午线 p 值	成人	0.83 ± 0.15（Cheung et al.2000）	--
	儿童	0.78 ± 0.14（6~12 岁）（Chan et al. 2012）	--
角膜陡峭子午线 e 值 *	成人	0.14~0.57（Cheung et al.2000）	--
	儿童	0.28~0.60（6~12 岁）（Chan et al. 2012）	--
中央角膜厚度	成人	548μm ± 39μm（Cho and Cheung. 2000） 555.6μm（Aghaian et al.2004）	550.4μm（Aghaian et al.2005） 539.6μm ± 31.9μm（Khoramnia et al.2007）
	儿童	550.7μm ± 32.8μm（8~16 岁）（Zheng et al.2001）	554μm ± 33μm（7~17 岁）（Osmera et al.2009）

　　* 相应的文献研究仅提供了 p 值的数据，而硬性角膜接触镜更多使用的是 e 值，所以为方便阅读和使用，作者按 $e=\sqrt{1-p}$ 计算 e 值于表中

组织学上，角膜由外向内分为五层，各层的解剖关系和特点见图 1-1-1。

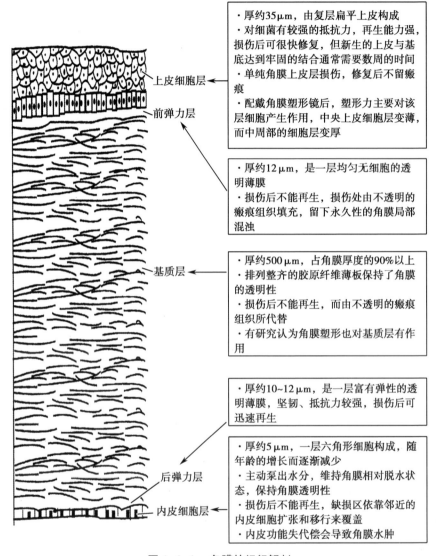

上皮细胞层
· 厚约35μm，由复层扁平上皮构成
· 对细菌有较强的抵抗力，再生能力强，损伤后可很快修复，但新生的上皮与基底达到牢固的结合通常需要数周的时间
· 单纯角膜上皮层损伤，修复后不留瘢痕
· 配戴角膜塑形镜后，塑形力主要对该层细胞产生作用，中央上皮细胞层变薄，而中周部的细胞层变厚

前弹力层
· 厚约12μm，是一层均匀无细胞的透明薄膜
· 损伤后不能再生，损伤处由不透明的瘢痕组织填充，留下永久性的角膜局部混浊

基质层
· 厚约500μm，占角膜厚度的90%以上
· 排列整齐的胶原纤维薄板保持了角膜的透明性
· 损伤后不能再生，而由不透明的瘢痕组织所代替
· 有研究认为角膜塑形也对基质层有作用

后弹力层
· 厚约10~12μm，是一层富有弹性的透明薄膜，坚韧、抵抗力较强，损伤后可迅速再生

内皮细胞层
· 厚约5μm，一层六角形细胞构成，随年龄的增长而逐渐减少
· 主动泵出水分，维持角膜相对脱水状态，保持角膜透明性
· 损伤后不能再生，缺损区依靠邻近的内皮细胞扩张和移行来覆盖
· 内皮功能失代偿会导致角膜水肿

图 1-1-1 角膜的组织解剖

二、角膜的生理

角膜正常的代谢功能对于维持其透明性和脱水状态至关重要。角膜营养代谢的主要物质是葡萄糖和氧气。角膜无血管，代谢所需的葡萄糖 90% 通过

内皮细胞从房水中获取，其余 10% 来自角膜缘血管和泪膜。代谢所需的氧气，在睁眼状态下 80% 来自空气，15% 来自角膜缘血管网，5% 来自房水，空气中的氧气需溶解于泪膜才能到达角膜。在闭眼的状态下，角膜所需的氧气 70% 来自睑结膜血管，10%~15% 来自于房水，10%~15% 来自角膜缘血管。

角膜含有丰富的感觉神经，感觉神经末梢在角膜内脱髓鞘，这不仅有利于角膜的透明性，而且丰富的神经对正常的角膜代谢和眼的敏感性都起着重要的作用。长期配戴低透氧材料的接触镜会造成角膜敏感性下降。

（一）角膜与氧气

在睁眼时角膜暴露在空气中，角膜表面的氧气水平约为 21%（氧气在大气中的比例）。在闭眼的状态下仅从睑结膜血管、房水、角膜缘血管获取氧气，此时角膜表面的氧水平降低，氧状态为睁眼状态下的 1/3。上皮、基质、内皮细胞的氧消耗比约为上皮：基质：内皮细胞 =10:1:50。内皮细胞要维持角膜 - 房水屏障，主动泵出水分维持角膜透明，氧耗最大。

如果氧供不足，角膜能量代谢下降，乳酸堆积，导致角膜水肿、角膜新生血管、角膜内皮细胞减少等并发症。

临床上可以通过裂隙灯显微镜下对角膜体征的观察来初步判断水肿的程度（图 1-1-2）。

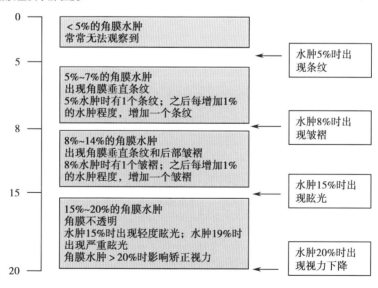

图 1-1-2　角膜水肿的症状、体征

（二）角膜的生理功能

（1）角膜与巩膜一起保护眼内组织、维持眼球的形状和眼压。

（2）角膜组织透明，是眼的主要屈光介质，屈光力约为 +43.00D，约占眼球总屈光力的 70%。

（3）角膜具有屏障功能，可以阻挡有害物质进入眼内。

（三）配戴接触镜对角膜的影响

接触镜覆盖在角膜表面，直接与角膜接触，对角膜的生理功能产生一定的影响，其影响程度与镜片的厚度、大小、材料、配戴方式有关。

（1）氧供减少：到目前为止，所有类型的接触镜均不同程度的使角膜氧供减少。缺氧可以导致角膜水肿、上皮脱落、微囊形成、新生血管、内皮泵功能下降等。另外角膜缺氧可引起角膜代谢障碍，致使角膜敏感性下降，减缓角膜上皮愈合速度，增加角膜感染的可能性。硬性角膜接触镜使用的材料是高透氧材料，镜片直径小，活动度好且泪液交换充分，对角膜的影响较小。

（2）机械性损伤：接触镜的沉淀物或者接触镜本身的破损都会导致角膜机械性损伤。

第二节 硬性角膜接触镜镜片材料特性

一、接触镜材料的基本特性

1. **透明度** 是指物质的透光率，通常运用特定波长的光透过规定厚度的材料的百分率来表示该物质的透明度。当光通过光学媒质时总有一部分光被吸收、反射或折射，所以没有一种材料是完全透明的。通常无着色的接触镜材料的透光率为 92%~98%，彩色接触镜根据染色的深度其透光率可降低 5%~30%。影响镜片透明度的因素主要包括材料的纯度、聚合程度、水合程度等。

2. **硬度** 反映了镜片的耐磨性和抗压性。硬度通常有两种测量方法，用得最多的是"肖氏硬度"，这种方法用于测试镜片表面抗刮痕的能力；另一种方法是"洛氏硬度"，这种方法用于测试镜片材料的抗压能力。

3. **韧度** 反映了镜片材料的柔韧程度。柔韧性好的材料制成的镜片配戴舒适性好，但因容易紧贴角膜与角膜形状相吻合，故不能矫正角膜散光。硬性角膜接触镜的 RGP 材料韧度高，不容易形变，不会像软镜一样贴附角膜，所以可以在角膜前形成新的屈光面来矫正各类角膜散光。

4. **抗张强度** 反映了镜片的耐久性。抗张强度是材料在被牵拉状态下，断裂之前所能承受的最大拉力值。镜片在使用过程中不可避免的承受摘戴和清洗时的作用力，所以抗张强度高的镜片耐久性好。

5. **弹性模量**　表示镜片材料在承受外部压力时保持形态不变的能力。弹性模量低的材料，对压力的抵抗力小，容易变形。弹性模量高的材料，能更好地抵抗压力，保持原形态，利于矫正散光，提供更好视觉效果。硬性角膜接触镜的 RGP 材料弹性模量都比较高，不容易变形，可以重建角膜屈光面。

6. **比重**　是在一定温度下的空气中，相同体积的材料与水的重量之比率（水的比重是 1.0）。在其他参数相同的情况下，镜片材料比重越小，镜片重量越轻。

7. **折射率**　光在真空中的传播速度与光在该材料中的传播速度之比称为该材料的折射率，又称屈光指数。材料的折射率越高，对光的折射的能力越强，镜片就有可能越薄。

8. **湿润性**　材料容许水分覆盖表面的能力称为湿润性。通常用湿润角来评价，即将液体滴于材料表面，测量夹于液滴表面正切线到水平线的角度（图 1-2-1）。

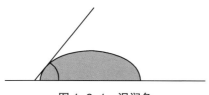

图 1-2-1　湿润角

湿润角越小，湿润效果越好；反之，湿润角越大，湿润效果越差。接触镜表面的湿润性大，所形成的泪膜也就均匀稳定。均匀稳定的泪膜是配戴舒适，视力清晰和防止沉淀物形成所必需的条件。

9. **含水量**　特定条件下，镜片材料中含有水分的重量与镜片总重量的比值。硬性角膜接触镜的 RGP 材料含水量都很低，一般在 1% 左右，几乎不含水，这意味着镜片不会吸收泪液，而保持清洁。

10. **离子性**　接触镜材料表面可能有电荷或无电荷，带电荷的材料称为离子性材料，一般带负电荷；无电荷的材料称非离子性材料。离子性的材料湿润性好，但是容易吸附泪液中的蛋白等带正电荷的物质形成沉淀物；非离子性的材料的惰性大，不容易吸附沉淀物，但是表面湿润性相对较差。

11. **透氧性**　镜片材料容许氧气通过的性能称为透氧性，通常用 DK 值衡量。氧气要通过某种材料，氧分子必须先溶解于这种材料中，然后再通过这种材料。DK 值中的 D 表示氧气在接触镜材料中的弥散系数，K 表示氧气在接触镜材料中的溶解系数，DK 的乘积为该材料的透氧系数。接触镜材料的 DK 值是材料的一个内在特性，对于一定材料的镜片，DK 值是一个常数，DK 值的测量方法有多种，不同的测量方法所得出的数据可以不同，因此在比较材料 DK 值时，应以同一种方法得出的数据进行比较。

12. **氧传导性（oxygen transmissibility）**　指氧气通过一定厚度特定镜片的实际速度，通常用 DK/L 值来衡量。L 表示镜片的厚度，DK/L 表示该镜片的氧传导性。显然，镜片越厚，氧传导性越低，所以 DK/L 值能更加准确地反映材料实际氧传导性能的好坏。

接触镜的氧传导性超过 35×10^{-9} 时，可避免睁眼状态时（日间戴镜）角膜水肿；超过 125×10^{-9} 时，可避免闭眼状态时（过夜戴镜）角膜水肿。

13. **等效氧性能（equivalent oxygen percentage，EOP）**　是反映镜片戴到眼睛上时，测量实际到达角膜氧气量的一个指标。透氧性和氧传导性都是在实验室或离体条件下测得的数据，不能很好地说明镜片戴到眼上的情况，而等效氧性能更接近实际。不戴接触镜时，角膜睁眼状态从大气中获得的最大氧气量为 21%（大气的氧含量），所以如果戴接触镜时的等效氧性能为 21%，则它对氧可以完全通透，如果为 10.5%，则只允许大气含氧量的一半到达角膜。

角膜闭眼状态获得的最大氧气量为 8%。

二、硬性角膜接触镜材料

硬性角膜接触镜材料主要包括硬性非透气性材料和硬性透气性材料。

（一）硬性非透气性材料

聚甲基丙烯酸甲酯（PMMA）是最早用来制作接触镜的材料。PMMA 有许多优点，例如：光学性能良好，矫正视力清晰，矫正角膜散光效果好，容易制造，耐用，不易变色，抗沉淀性好，原料价格低廉，用它制作出来的镜片配戴时容易操作，易清洗，耐磨损。但是它存在一个致命的弱点——透氧性差，DK 值仅为 0.02×10^{-11}，导致了诸多缺氧引起的临床并发症。所以 PMMA 材料的硬性角膜接触镜片临床上仅用于作为给患者做短期试戴评估用的临时试戴镜，不可长时间配戴，更不可过夜配戴。

（二）硬性透气性材料

硬性透气性材料（rigid gas permeable），即通常所说的 RGP 材料，是一类兼备硬性和透气性的接触镜材料的总称。RGP 材料透氧性好，DK 值 $8 \times 10^{-11} \sim 90 \times 10^{-11}$，甚至超高透氧，DK 值 $> 90 \times 10^{-11}$。主要包括：硅氧烷甲基丙烯酸酯（SiMA）、氟硅丙烯酸酯（FSA）等。RGP 材料是在 PMMA 材料基础上发展而来的，硅氧烷甲基丙烯酸酯是在 PMMA 材料中添加硅，氟硅丙烯酸酯是在 PMMA 材料中添加氟硅，通过添加硅和氟硅改善了材料的透气性能。

RGP 材料有很多优点，包括：光学性能好、矫正散光的效果好、耐用、有良好的加工性、容易操作、有良好的透氧性能等，就其对角膜的健康来讲，

RGP 材料是目前最好的镜片材料，但是 RGP 镜配戴初期舒适性不及软性角膜接触镜，需一定的适应时间，并且须将镜片制成多种规格的内曲面，以适应不同的配戴眼，对验配者技术要求较高，价格也较昂贵。RGP 材料一般都制作成"纽扣"状的矮圆柱形，以方便切削、生产和加工（图 1-2-2）。

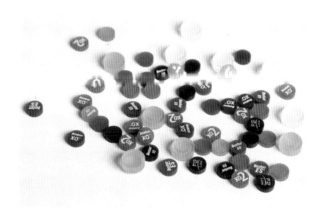

图 1-2-2　RGP 材料

（三）几种常用的 RGP 材料

各硬性角膜接触镜生产商的官方网站上可以查询到其所用材料的基本特性数据；GP lens institute（www.gpli.info）网站上也可查阅到多数主流硬性角膜接触镜材料参数的汇总数据。中国市场的几种常用硬性高透气性角膜接触镜品牌使用的材料包括：Boston BOXO、HDS 100、Menicon Z 等，表 1-2-1 汇总了在上述相关网站查阅到的生产商公开的数据。

表 1-2-1　几种硬性角膜接触镜的材料特性参数

材料特性		Boston BOXO	Menicon Z	HDS 100
refractive index	折射率	1.415	1.436	1.442
wetting angle	湿润角	49°	24°	42°
specific gravity	比重	1.27	1.2	1.1
hardness（shore D）	肖氏硬度	78	–	79
water content	含水量	<1%	<1%	<1%
DK	透氧性	100	163	100

第三节 硬性角膜接触镜验配开展的技术要素

一、场 地

按国家食品药品监督管理局的规定，验配场地总面积不得少于 45 平方米，有良好的环境及卫生条件，应该包括以下场所：

1. **接待区（医患交流室）** 顾客/患者交流沟通。

2. **验光室** 放置电脑验光仪、综合验光仪、镜片箱、角膜曲率计等屈光检查相关设备。

3. **特殊检查区** 放置角膜地形图、眼压计、A 超（IOL-MASTER）等硬性角膜接触镜相关检查设备。

4. **验配室** 放置裂隙灯、档案柜，是检查、评估和档案管理的场所。

5. **配戴室** 是洗手、摘镜、戴镜、镜片护理指导、卫生教育的场所。放置试戴镜组和存放柜。

6. 此外，还建议额外设休息室，提供验配者试戴镜休息，临时观察硬性角膜接触镜配戴效果的场所。

二、设 备

开展硬性角膜接触镜验配技术所需要的一些医疗设备如表 1-3-1。

表 1-3-1 开展硬性角膜接触镜验配技术的相关医疗设备

眼科检查	**裂隙灯显微镜（带前节照相功能）**，**非接触式眼压计**，**检眼镜**，**计算机辅助角膜地形图**，**眼科 A 超或 IOL-MASTER** 等眼轴测量工具，角膜测厚仪
视力、屈光检查	**远用视力表**、**近用视力表**、**电脑验光仪**、**综合验光仪**、**检影镜**、**瞳距仪**、**镜片箱**、不同瞳距试镜架、立体视检查图谱、色盲图谱
接触镜、框架眼镜检测设备	**焦度计**、**曲率半径测定仪**、投影仪、直径量规、测厚仪、透光率检测仪、各种放大镜
泪液检查	**荧光素试纸**、**Schirmer 试纸**、泪液镜、泪膜镜
附属用品	**消毒用具**，**戴镜**、**摘镜用镜台**，**镜子**，**镜片盒**，**吸棒**，**各类清洗剂**、**护理液**，**试戴镜组**，**存放柜**
特殊检查设备	非接触式角膜内皮显微镜，角膜知觉计，特殊染色剂

注：粗体字是必需的设备

1. 裂隙灯显微镜（带前节照相功能）　开展硬性角膜接触镜验配的必备设备。带前节照相功能的裂隙灯，可以拍照记录眼前节情况和硬性角膜接触镜验配评估图，可用于病案保存、对比、远程咨询等，非常实用。

2. 电脑验光仪　①能快速、有效完成客观验光。机器校准、操作得当可获得相对准确的屈光度数，检测的总散光度有参考价值。②带角膜曲率测量的电脑验光仪，测量正常角膜结果重复性也高；但对于高 e 值、不对称蝴蝶形地形图、圆锥角膜等异常角膜形态欠准确。

3. 角膜曲率计　①测量角膜中央 3mm 区域的曲率半径、屈光度值、轴向，是硬性角膜接触镜的重要选片参考。②当角膜曲率计测量值与电脑验光仪的曲率测量值有较大的差异时，常常提示较高的 e 值，可与角膜地形图的检查结果对照比较以确认设备的测量准确性。③通过曲率测量值计算内散光，分析硬性角膜接触镜矫正角膜散光后，暴露的内散光是否会影响视力矫正。

4. 角膜地形图　① Sim K、轴向、e 值与角膜曲率计和电脑验光获得的曲率检查结果相比较，是否不同的曲率测量设备获得的检查结果一致，以判断测量准确性。②通过角膜地形图上"蝴蝶"的大小、形态、对称性等对硬性角膜接触镜的设计进行选择和对验配效果进行预判。③ e 值，对角膜塑形镜选片和塑形预期有重要参考意义。比如：低于 0.3 以下的 e 值，可能出现塑形慢，塑形效果差情况，可适量收紧 AC、增加降幅；高于 0.6 以上 e 值，容易出现配适偏紧的情况，宜适量放松 AC、减少降幅。④角膜散光的"蝴蝶"形态：边到边的"大蝴蝶"形态，可能会造成塑形偏位，可能需要收紧 AC 或采用 toric 设计的塑形镜；不对称"蝴蝶"形态，可能会出现塑形偏位，可能需要或加大直径。⑤可见虹膜直径（HVID）的测量结果对硬性角膜接触镜的直径选择很重要，角膜直径过大或过小时需要相应变化镜片直径以适应角膜。⑥可对"蝴蝶"大小、对称性做定量测量，是调整塑形镜片弧区直径、宽度等参数的参考依据。

5. 综合验光仪和镜片插片箱　①判断全矫正屈光状态和矫正视力。②了解塑形后的残余度数；验配日戴补足的框架镜。③试戴镜上验光追加光度，是塑形镜片降幅设计的重要参考。④过夜试戴后的验光，以判断试戴后的塑形效果和塑形速度，对塑形速度慢的寻找原因。

6. 眼压计　对塑形效果进行预判，13~19mmHg 为较合适角膜塑形的眼压范围，过低的眼压塑形见效慢，过高的眼压塑形后回弹快。

7. A 超（或 IOL-MASTER 等眼轴测量设备）　眼轴测量，记录眼轴变化，可在不停戴塑形镜的情况下，估计近视进展程度。

三、试戴镜组和耗材

（一）试戴镜系统

试戴是硬性角膜接触镜验配的重要环节，不论 RGP 镜还是角膜塑形镜，都推荐准备数组试戴镜，包括不同品牌、不同设计、不同直径、不同光度或降幅的试戴镜组。注意，角膜塑形镜常常需要做过夜试戴，所以其试戴镜都要求达到可过夜戴镜的高 DK 值标准。

各类试戴镜组可互相补充不足，准备充分的试戴镜组，可应对不同的角膜情况，解决处理复杂和疑难的案例。比如，我们常备的常规球面 RGP 镜试戴镜组包括基弧为 7.0~8.4（0.1mm 一档）的 5 组试戴镜：①光度 –3.00D，直径 9.2mm，超多弧设计；②光度 –3.00D，直径 9.6mm，超多弧设计；③光度 –4.00D，直径 8.8~9.6mm，双非球面设计；④光度 –3.00D，直径 9.6mm，双非球面设计；⑤光度 –10.00D，直径 9.6mm，双非球面设计。

常备 3 组圆锥角膜 RGP 试戴镜，包括 ROSE–K Ⅱ、ROSE–K IC、 E–1 设计的试戴镜。

再比如，我们常备的某品牌的角膜塑形镜试戴镜，包括不同参数的 5 组试戴镜：① AC 39.00~46.00（0.25D 一档），降幅 –3.00D，直径 10.6mm；② AC 39.00~46.00（0.50D 一档），降幅 –5.00D，直径 10.6mm；③ AC 39.00~46.00（0.50D 一档），降幅 –3.00D，直径 10.2mm；④ AC 39.00~46.00（0.50D 一档），降幅 –3.00D，直径 11.0mm；⑤ AC 39.00~46.00（0.50D 一档）toric 1.5D，降幅 –3.00D，直径 10.6mm。

由于不同品牌的硬性角膜接触镜设计都有其特点，一般会备上 2~3 个品牌的试戴镜组，而且有的品牌的镜片试戴镜组本就很复杂庞大，这样就会形成一个庞大的试戴镜组系统（几百片试戴镜）。所以，对试戴镜做好管理也是硬性角膜接触镜验配中的重要环节。试戴镜的管理应该包括：

1. 试戴镜组库存管理表　对试戴镜组定期盘点核对，尤其注意核查镜片是否放置在正确的镜片组保存箱中。

2. 试戴镜领用登记表　在给顾客做试戴的过程中镜片需要不断地借出和还回，需要登记每次取片的取片人和取片时间，还回时的还回人和还回镜片时间。

3. 试戴镜借片说明和押金单　包括：①需要向顾客说明借片过夜试戴的意义；②借片前要向顾客展示该镜片在裂隙灯下的检查情况完好；③确认顾客已经学会戴镜、摘镜、护理的操作方法，并强调镜片属于特殊医疗器械，且材料特殊、设计精密，要妥善保管小心使用；④收取一定的试戴镜押金，说明镜片完好及时归还时全额退还；⑤说明要试戴的镜片的参数（包装标识、颜色）

和所用眼别，区别镜片的方法；⑥如出现镜片意外丢失、损坏、延时归还或不还回的赔付规定；⑦注明借出日期和归还日期，要求借片人签字。

4. 定期清洁护理记录　①试戴镜数量多，分类复杂，使用频次不一。要定期进行清洁、护理并做记录。②试戴镜可以晾干保存也可像软镜一样浸泡在护理液中保存，注意如果是干保存，一定要用专用的硬镜护理液清洁护理后，自然晾干再放入同样清洁干燥的保存盒。同时，保存盒也应定期更换。③一般每周做一次清洁、护理并登记。

5. 定期镜片检查和参数核对记录　由于试戴镜的使用频率高，为避免使用过程中搞错、搞乱镜片参数，定期镜片检查和参数核对是非常必要的。使用频度越高的试戴镜，应该越频密地做镜片检查和参数核对。记录表应包括：①确认镜片完好；②及时处理坏的镜片（崩边、裂纹、磨损等）并更换新镜片；③核对镜片参数与其包装标签一致，并做登记记录。这个过程可以在镜片的定期清洁护理时一起做。

（二）相关耗材

1. 荧光染色条　荧光染色评估时用，一次性使用。

2. 镜片护理工具　包括镜盒、吸棒、多功能护理液、双氧水护理液、除蛋白液或除蛋白酶片等。

3. 0.9% 生理盐水　冲洗镜片时使用。

4. 润眼液　试戴镜戴镜、摘镜时使用。

四、档案设计

硬性角膜接触镜验配流程复杂，应保留相关的检查参数和试戴镜记录，形成可查询、可追溯的档案记录。完整的档案设计应该包括：

（1）病史；

（2）眼健康和屈光检查、诊断资料；

（3）试戴过程和评估记录；

（4）试戴镜的荧光评估照片（或视频记录）；

（5）不同时间、不同戴镜情况后的角膜地形图资料；

（6）定制片的荧光评估照片（或视频记录）；

（7）定片后每次来复查的角膜地形图；

（8）硬性角膜接触镜验配知情同意书和费用说明；

（9）硬性角膜接触镜交付确认书；

（10）复查和随访记录。

其中，对于角膜塑形镜验配来说角膜地形图记录尤其重要，应包括：原始角膜地形图，试戴不同参数的试戴镜后的角膜地形图，定制正式片后每次来复查的角膜地形图。

完善的档案系统，记录了硬性角膜接触镜的验配环节，最大限度保障了验配的规范流程、安全性和长期随访；也体现了验配质量和水平，是硬性角膜接触镜成功验配的核心。

为方便和规范硬性角膜接触镜的验配，我们开发了针对硬镜验配的视光学电子档案系统，对验配过程中的流程管理，采集到的相关荧光评估图、角膜地形图，试戴评估记录，知情同意书电子签名，订单审核，复诊提醒等上述提及的要素做了统一整合，且方便检索和回访，临床使用的确能提高验配和管理的效率。

五、我国开展硬性角膜接触镜验配的相关法规

硬性角膜接触镜，包括 RGP 镜和角膜塑形镜，均属于三类医疗器械。我国开展硬性角膜接触镜经营验配必须符合国家食品药品监督管理总局（CFDA）的法规规定。其中，RGP 镜的验配开展条件与软性角膜接触镜相同，但角膜塑形镜有一些额外的要求和规定，具体可见 2001 年国家药品监督管理局的相关规定（附一）。

附一

角膜塑形镜经营验配监督管理规定

（国药监市【2001】326 号）

第一条　为了加强对角膜塑形镜的监督管理，保证产品安全有效，根据《医疗器械监督管理条例》、《医疗器械经营企业监督管理办法》，制定本规定。

第二条　本规定所称的角膜塑形镜（俗称 OK 镜）是指通过改变角膜的形态来矫治屈光不正的医疗器械。

第三条　本规定所称角膜塑形镜经营单位，是指受生产单位委托，向验配机构供应角膜塑形镜产品，具有法人资格的单位。

第四条　本规定所称的角膜塑形镜验配机构，是指直接为屈光不正患者检查验光，使用角膜塑形镜为配戴者矫正裸眼视力，具有法人资格的机构，包括医疗机构设置的验配部门或专业验配机构。

第五条　在中华人民共和国境内角膜塑形镜的生产、经营、验配机构、监督管理部门都应遵守本规定。

第六条　角膜塑形镜是直接接触人体角膜的产品，对其经营、验配需要实施特殊管理。经营、验配机构所经营、使用的角膜塑形镜和护理产品必须符合国家有关标准要求（在没有国家标准或行业标准的情况下，须符合有关技术规范），经国家药品监督管理局注册批准。

第七条　依据《医疗器械经营企业监督管理办法》第五条的规定，角膜塑形镜经营单位申领《医疗器械经营企业许可证》除应符合第三类医疗器械经营企业开办条件外，还应具备以下条件：

（一）单位负责人应具有大专以上学历，熟悉有关医疗器械监督管理的法规及规章。

（二）应具有相关专业的技术人员、服务人员和质量检验人员。

（三）应具有主要检验设备及仪器，至少应具备焦度计、球径仪、镜片检查仪等设备。

（四）应制定相应管理、检验制度，并严格执行。

（五）经营单位应具有对角膜塑形镜产品售前服务能力。应能向验配机构提供充分的产品介绍资料，包括给配戴者提供经批准的产品使用说明书。

（六）经营单位应具有对角膜塑形镜产品售后服务能力。应能收集配戴者配戴角膜塑形镜后的不良反应情况，有效地处理配戴者的投诉，并保留处理的有关记录。应能对所选验配机构的验配人员进行使用该产品的培训，并发放培训证明。

第八条　国家对角膜塑形镜验配机构实行生产或经营单位资格认可后的备案管理制度；对生产或经营单位实行向验配机构定点销售管理，生产或经营单位只能向其认可的验配机构提供产品。

经营单位应按《医疗器械经营企业监督管理办法》的规定，办理《医疗器械经营企业许可证》。生产或经营单位应按照本规定的相关要求，对验配机构的资质进行认可并授权，签定责任书，确定各自在产品售后服务中应负的责任；生产或经营单位、验配机构应分别向各自所在地省级药品监督管理局办理备案手续后，验配机构方可开展验配业务。如验配机构违反本规定的，对其资质进行认可授权的生产、经营单位应承担相应的责任。

第九条　验配机构应具备以下条件：

（一）验配人员应是中级职称以上的眼科医师或视光师；在从事验配业务前，应按产品生产、经营单位的要求获得相应的授权。

（二）验配场地总面积不得少于45平方米，设置有接待室、检查室、验光室和配戴室等，并有良好的环境及卫生条件。

（三）应配备相应验配设备，至少应包括：角膜曲率计、角膜地形图仪（8mm以上直径测量范围）、非接触眼压计、角膜厚度测定仪、电脑验光仪、综合验光仪、验光试片箱、裂隙灯显微镜、远\近视力表、检眼镜、眼底镜、荧光素钠试纸、焦度计、镜片投影仪（不低于 7.5 倍）、镜片弧度测定仪等。

（四）验配机构应制定相应的规章制度，并严格执行。

第十条　验配机构应有严格的验配管理规范。

（一）使配戴者充分了解角膜塑形镜的相关知识，包括：作用原理、临床使用现状结果、镜片矫治效果、维持期镜片的使用、配戴风险、禁忌证和注意事项、可选择的其他矫正近视的方法等。

（二）所有配戴者都应进行眼科和角膜塑形镜相关的必要检查，除眼科裂隙灯常规检查外，应包括：角膜形态、角膜厚度、眼轴、眼压、眼位、远\近视力、屈光度、泪液测试、角膜直径、瞳孔直径、眼底检查，并根据检查数据确定是否适合配戴角膜塑形镜。

（三）首次配戴镜片和定配前应进行试戴，观察、评估配适状态的配戴评估。

（四）根据检查数据和试戴评估结果设计定片参数和配戴方案。

（五）必须给配戴者提供配镜后使用指导，内容包括：注意事项、可能出现的不良反应、个人卫生要求、镜片配戴操作、镜片护理常规、护理产品和镜片盒的使用、出现副作用和紧急情况的处理等，并提供使用说明书。

（六）必须对所有配戴者建立档案，保存验配记录、复查记录，以保证产品的可追溯性，保存期为 5 年。

（七）随访复查的时间前 6 个月以内至少 7 次，6 个月之后定期复查，复查内容包括：屈光度、视力、移动度、中心定位、舒适度、荧光素染色、角膜地形图、眼压。

第十一条　经营单位和验配机构应提供经国家药品监督管理局批准的产品使用说明书，说明书内容至少包括：

（一）客观如实地介绍角膜塑形镜的矫治原理，并说明角膜塑形镜的作用是暂时的、有限的，疗效是可逆的。

（二）明确产品适用的视力矫正范围、适应人群。

（三）明确禁忌证、注意事项。

（四）告知配戴者可能会出现的反应或症状，如：眼部刺激、发痒、不适、眼中有异物感或擦伤感、眼部发红、惧光、出现异常分泌物等；告知配戴者遇到不适时应当采取的措施，如：摘下镜片，及时到医院就诊等。

（五）明确与该产品配套使用的清洗、消毒与护理液。

第十二条　经营单位和验配机构有责任指导验配者正确使用角膜塑形镜和护理产品。严禁销售、使用无医疗器械产品注册证的角膜塑形镜和护理产品。

第十三条　经营单位和验配机构应保证从生产单位订购角膜塑形镜产品到

验配机构，直至配戴者，其产品和标识具有唯一的可追溯性。经营单位应与生产单位制定《角膜塑形镜使用责任书》三联单，随同产品提供给验配机构。配戴者在验配角膜塑形镜之前，应阅读三联单内容并与验配人员共同签字。三联单上应加盖经营单位和验配机构的印章。验配后，三联单由配戴者、验配机构和经营单位各收存一联。三联单的内容应包括：配戴者姓名、性别、年龄、验配日期、验配机构、验配人员、对配戴者眼睛验测的主要标识数据、产品名称、规格、编号、识别标志、生产单位、经营单位、注册号、各方责任、验配人员及配戴者签字等。

第十四条　经营单位提供给验配机构的试戴镜，应向国家药品监督管理局指定的检验中心送样检测。

第十五条　角膜塑形镜产品的生产、经营、使用应严格执行质量事故报告制度。生产、经营单位和验配机构如发现该产品使用中出现质量事故的，应及时向所在地药品监督管理部门报告。

因使用角膜塑形镜出现不良反应的，生产、经营单位、验配机构和配戴者应及时向所在地药品监督管理部门委托的不良反应监测部门报告。

第十六条　出现产品质量事故时，生产、经营单位和验配机构必须配合药品监督管理部门对事故进行调查、分析、处理。

第十七条　角膜塑形镜生产、经营单位和验配机构违反上述规定的，按照《医疗器械监督管理条例》等有关规章进行处罚。

第十八条　本规定由国家药品监督管理局市场监督司负责解释。

第十九条　本规定自发布之日起实施。

附二

角膜塑形术的临床风险防控指南（2017）

角膜塑形术是应用角膜塑形镜进行屈光矫正的过程和方法，能够暂时性降低角膜中央区屈光力，减小近视屈光度数，从而提高裸眼视力的屈光矫正方法，部分临床研究也证明了其能在一定程度上有效控制青少年近视进展。尽管大量的临床观察和文献报道均证明了角膜塑形术总体的有效性和安全性，但是，以过夜配戴镜片为主要矫正方式及其镜片的逆几何设计使角膜塑形镜引起并发症的概率比配戴其他接触镜要高。因此，有必要通过制定指南，针对角膜塑形术中的主要不安全因素，提出有效防控措施，将风险降至最低。

1　角膜塑形术风险防控基础

1.1　人员资质

验配团队必须由有资质的医师、技师和相关辅助人员等构成。建议逐步实现由完成住院医师规范化培训，经过角膜塑形镜验配规范培训并具有一定眼科疾病处理经验的高年资住院医师及以上资质的医师来负责角膜塑形镜的验配。专业技术人员或辅助人员均应接受相关知识和技能培训并考核合格。

1.2　机构资质和设施要求

（1）验配机构必须是合法医疗机构，具备验配角膜塑形镜的法定（规定）资质。

（2）验配场所基本要求：候诊室、检查室、验光室和配戴室等，并具有良好的卫生环境。

（3）验配机构必须具备：角膜地形图仪（8mm以上直径测量范围）、电脑验光仪（以可兼测角膜曲率为首选）、综合验光仪、验光试片箱、视力表、（非接触式）眼压计、裂隙灯显微镜、荧光素钠试纸、检眼镜等。有条件的机构，建议配备角膜内皮镜、可测量眼轴的光学生物测量仪、焦度计、镜片基弧测定仪、镜片投影仪等。

1.3　验配管理制度

（1）验配机构必须确定经营机构所销售的角膜塑形镜具有医疗器械产品注册证，以保证产品和标识具有唯一的可追溯性，保存和管理原始订单。

（2）验配机构严禁销售和使用无医疗器械产品注册证的角膜塑形镜和护理产品。

（3）验配机构须建立规范验配流程，并通过管理程序，确保验配的规范执行。

（4）验配机构须建立所有配戴者档案及其管理制度。

（5）验配机构应建立规范的镜片护理和镜片更换制度。

（6）验配机构应建立不良反应申报制度，如发现产品使用中出现质量事故，须及时向所在地药品监督管理部门报告。如因使用角膜塑形镜出现不良反应，须及时向所在地药品监督管理部门委托的不良反应监测部门报告。

2　角膜塑形术的科学认知

2.1　为配戴者提供矫治近视的科学信息

（1）角膜塑形术是利用逆几何设计的角膜塑形镜改变角膜弧度，从而暂时性降低近视度数，提高裸眼视力的屈光矫治方法，但这种方法降低近视度数的效果有限，一般用于近视度数 –6.00D 以下的人群。矫治效果也与配戴者自身角膜生物力学特性、近视程度、角膜形态及患者依从性等诸多因素有关。

（2）角膜塑形术所实现的近视矫治效果是可逆的，一旦停戴，近视会恢复到原有水平，因此角膜塑形术并不能真正治愈近视。

（3）不是所有的近视患者都适合配戴角膜塑形镜，配戴之前需要验配医师经过一系列检查并进行全面的评估。

（4）配戴者在角膜塑形镜配戴过程中，需密切关注自身眼部情况，并定期复查评估戴镜疗效和眼部健康状况。一旦出现眼部不适症状应及时咨询或就诊。

2.2 矫治过程是动态变化的过程，须复查监控

（1）角膜塑形的过程是循序渐进的，在初戴的 1 周内角膜形态变化较大，到 1 个月左右趋于稳定，因此前期复查比较频繁。长时间配戴过程中也可能因为眼表条件的变化或者镜片护理问题等影响塑形效果和眼部健康，必须遵医嘱定期复查。

（2）角膜塑形镜在配戴和护理过程中可能产生磨损、变形等，需定期复查评估镜片情况并应每年定期更换。

2.3 缓解青少年近视进展作用的研究信息

（1）部分临床研究证明角膜塑形术除了能暂时降低部分近视度数外，还具有控制近视进展的效果。2005 年一项关于青少年的持续达 2 年的随访研究首次报道了其近视控制的有效性，之后许多研究也相继验证了这一效果，但是最终的结论仍需要进一步研究才能得出。

（2）根据目前临床研究报道的综合信息，与框架眼镜相比，角膜塑形术的近视控制效果，即近视进展减缓程度为 32%~63%。

3 角膜塑形术风险防控重点

3.1 配戴者筛选

（1）对角膜塑形镜的潜在风险不了解或不重视，无法保证随访时间者不宜配戴角膜塑形镜。

（2）糖尿病患者、类风湿性关节炎等免疫性疾病患者、严重过敏患者和精神病患者不适合配戴角膜塑形镜。

（3）眼部活动性炎症、严重干眼或角膜病变以及其他器质性眼病如青光眼、眼底病等以及独眼患者均不适合配戴角膜塑形镜。

（4）个人卫生不良者及不能按时复查者不适合配戴角膜塑形镜。

（5）妊娠、哺乳者或因职业特殊，无法保持手部或脸部清洁者不适合配戴角膜塑形镜。

（6）不建议为 8 岁以下儿童验配角膜塑形镜。

（7）角膜形态过于陡峭或者不规则明显者，眼压过高（>21mmHg）或过低（<10mmHg）者均应谨慎验配。

3.2 验配流程

（1）验配者必须根据检查结果确认被检查者是否适合配戴角膜塑形镜。

（2）配戴者（年满 18 周岁）或其监护人（18 周岁以下配戴者）应签署知情同意书，知情同意书的告知内容必须包括矫治原理、潜在风险、镜片更换频率、护理及随访要求等。

（3）验配者必须根据近视程度、角膜直径和角膜地形图等参数选择试戴片，根据产品验配指南、荧光适配评估结合地形图改变确定订片参数。如为角膜地形图引导的软件验配，定制镜片需要经荧光配适评估合适后再发放。

（4）验配者在配戴者取镜时必须确认镜片参数及配适情况。

3.3 随访和镜片护理

（1）必须对配戴者的镜片摘戴操作、镜片护理程序进行规范指导，告知使用专用护理液进行镜片护理，明确告知不能使用自来水、矿泉水冲洗镜片，可以使用一次性无菌包装的生理盐水进行冲洗。

（2）必须告知配戴者应至少在戴镜后 1 天、1 周、1 个月以及此后每 3 个月进行复查，复查内容须包括视力、近视度数变化情况、镜片配适状态、眼健康状况、角膜地形图、眼压，建议每半年监测角膜内皮情况及眼轴变化。

（3）必须告知配戴者每 1~2 周进行一次镜片去蛋白护理，每周一次煮沸消毒镜盒，至少每 3 个月更换一次镜盒（和吸棒），每年更换一次镜片。

（4）必须告知配戴者戴镜不适及紧急情况的处理方法，告知配戴者出现眼痛、眼红或明显分泌物增多时应立刻就诊。

（5）给配戴者提供必要的联系电话。

4 角膜塑形术问题处理

配戴角膜塑形镜后引起的眼部器质性或功能性问题主要包括角膜染色、角膜压痕、角膜隐窝、角膜铁线环、角膜浸润、角膜感染、重影和眩光等，我们根据其安全隐患程度可分为以下两类：

4.1 高风险问题

4.1.1 Ⅱ级以上的角膜染色 角膜染色是配戴角膜塑形镜后最常见的并发症。引起角膜染色的常见原因有镜片配适不良、镜片设计降幅过大、镜片污损、干眼、镜片黏附、机械损伤和护理液毒性反应等。根据 CCLRU 分级，角膜染色可分为五级：

0 级：无点状染色，或在细致检查下仅见数个点状染色。Ⅰ级：有轻微划损，或散在点状染色稍多。Ⅱ级：点状染色较密分布，伴有轻度不适。Ⅲ级：有小片的上皮缺损，刺激症状较明显。Ⅳ级：有较大片的上皮缺损，刺激症状重。

处理措施：

（1）进行对因处理：调整配适、清洁镜片、补充人工泪液、更换护理产品等。

（2）Ⅱ级及以下不需处理，摘镜后数小时至1天内可自行修复。Ⅱ级以上者停戴。有明显不适症状者局部使用上皮生长因子类滴眼液，有伴眼红、眼分泌物增多者局部使用抗生素类滴眼液。加强配戴者护理宣教以及确认是否需更换镜片。

（3）对于Ⅱ级以上，经过常规处理角膜染色无明显改善，应转角膜病专科医师处理。

4.1.2　角膜压痕　配戴角膜塑形镜产生角膜压痕的主要原因往往是配适过紧、镜片偏位、镜片表面沉淀物或泪液不足。

处理措施：

（1）适当补充人工泪液或润眼液。

（2）用吸棒摘戴镜片者建议改换成用手摘戴。

（3）清洗镜片。

（4）调整镜片配适和定位。

4.1.3　角膜浸润　由于缺氧或局部刺激等引发炎症反应，角膜缘血管扩张、渗出液侵入角膜引起角膜局部肿胀或混浊。可能与镜片污损、配适过紧及配戴者身体状况不佳等有关。

处理措施：

（1）停戴镜片。

（2）上皮完整者使用抗炎滴眼液。

（3）如存在上皮缺损，可局部使用广谱抗生素滴眼液。

（4）清洁镜片，必要时更换。

（5）调整镜片配适。

4.1.4　角膜感染　角膜感染是配戴角膜塑形镜比较少见的但却最严重的并发症，往往与配戴者依从性相关，镜片的污损、过期使用、镜片变形、护理不当以及忽略定期复查是主要的诱因。目前报道的配戴角膜塑形镜引起的角膜感染中最主要的病原微生物是铜绿假单胞菌和棘阿米巴，一旦发生感染性角膜溃疡，或进展迅猛，或迁延难愈，很可能会在治愈后遗留角膜瘢痕，造成不可逆的视力损害。因此一旦高度怀疑或诊断为角膜感染，建议在角膜病专科医师指导下进行规范诊疗，病情严重者应转诊至角膜病专科。

处理措施：

（1）停戴镜片。

（2）对于仅有角膜浸润，无明显溃疡灶者应用广谱抗生素治疗。

（3）对于疼痛明显的角膜溃疡伴大量脓性分泌物的患者行角膜溃疡灶刮片进行微生物学检查后再行用药，首选左氧氟沙星和妥布霉素联合用药。

（4）对于感染严重者，及时转诊给经验丰富的角膜病专科医师进行规范治疗，并提供详细病史和诊疗信息以及涂片和培养结果。

（5）将该不良事件及时上报医疗机构的医疗器械不良事件负责人，并由其及时向所在地药品监督管理部门委托的不良反应监测部门报告。

4.2　相对低风险问题

4.2.1　角膜隐窝　配戴角膜塑形镜后产生角膜隐窝往往是由于镜片直径过大或配适过陡，戴镜时镜片与角膜之间的空隙有气体进入所致，可能会影响日间视力。

处理措施：

（1）指导配戴者采用规范方法戴镜，戴镜前在镜片上滴润眼液并低头戴镜以防止气泡进入。

（2）如仍无改善则缩小镜片直径或放松配适。

4.2.2　角膜铁线（色素环）角膜铁线是在角膜中心 6~7mm 直径区浅基质层出现的环形或半环形棕色沉淀，是泪液中含铁血黄素沉积在镜片反转弧区的上皮细胞基底层所致。其出现往往与镜片设计降幅过高、配适过紧、泪液循环差、镜片使用时间过长及镜片加工不良有关。

处理措施：

（1）通常更换新镜片或停戴一段时间后角膜铁线会消失。

（2）尽量避免设计过高降幅镜片。

（3）及时调整过紧配适。

（4）建议配戴者及时更换镜片。

4.2.3　重影或眩光　如果配戴者在配戴角膜塑形镜 1 个月（塑形效果基本稳定）后仍抱怨有明显的视物重影和眩光，会存在一定的安全隐患，其主要原因是镜片偏位，睡姿不良引起的角膜散光增大等，眩光的主诉会更多见于一些近视度数较高或瞳孔较大的配戴者。

处理措施：

（1）通过调整配适或更换镜片设计以改善中心定位来消除重影和眩光。

（2）调整不良的睡眠习惯。

（3）对于镜片中心定位尚可的高度近视配戴者，可通过增加镜片光学区来改善眩光。

（4）如症状始终无法消除，影响日常生活和驾驶安全者，建议停戴。

角膜塑形术是一项非常特殊的眼屈光矫治的临床方法，而且接受验配矫治者以青少年居多，其风险防控尤为重要。角膜塑形术风险防控是一项综合性工作，涉及多方合作及相互监督，包括配戴者的科学认知和医嘱依从性、合格产品流通及保障服务、验配机构和人员的规范执行等。针对角膜塑形镜验配这一医疗行为，验配机构需要建立一套完善的并发症预防和应急处理保障机制，才可能最大限度地降低戴镜安全隐患，保障角膜塑形术实施的健康可持续发展。

本共识由中华医学会眼科学分会眼视光学组推荐，温州医科大学附属眼视光医院吕帆教授牵头组织撰写。以下为参与形成共识意见的专家组成员（按姓氏汉语拼音顺序排列）：略

通讯作者：吕帆，Email：lufan@mail.eye.cn

中华医学会眼科学分会眼视光学组.角膜塑形术的临床风险防控指南（2017）［J］.中华眼视光学与视觉科学杂志，2017，19（8）：449-453.

第四节　基于 Placido 盘的角膜地形图和初步阅读

角膜地形图是开展硬性角膜接触镜验配的重要辅助工具，在不规则角膜、圆锥角膜的诊断、RGP 镜验配、角膜塑形镜验配中非常重要。本节主要 以 Medmont　E300 角膜地形图仪（图 1-4-1）为例介绍基于 Placido 盘的角膜地形图和初步阅读。

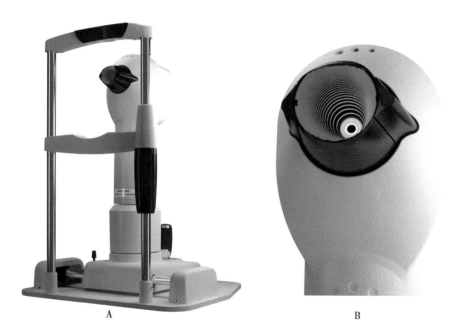

图 1-4-1　Medmont E300 角膜地形图

A. 角膜地形图仪；B. Placido 盘

一、角膜曲率与角膜地形图基础

（一）角膜曲率计

角膜曲率计可以测量角膜中央区 3mm 区域内的角膜曲率半径值和屈光度值，适合规则角膜的检查。但无法测量中央区 3mm 区域外的周边部位的角膜曲率，对于不规则的角膜也无法测量。

（二）Placido 盘

角膜曲率计表达的是角膜中央 3mm 处的两主子午线的曲率，不能了解整个角膜的曲率和形态信息。众所周知，角膜形态具有特殊性，中央区约呈球形，越到周边越平坦，形成一非球面形状。

Placido 盘是一黑白相间的同心圆环，可以了解整个角膜形态信息。用 Placido 盘检查时，检查者通过盘中的小孔观察被检者角膜上的同心环的像，来了解角膜的弯曲度。正常的角膜像应该是规则的同心圆，规则散光为不同形状的椭圆，不规则散光则是不规则的角膜像。如图 1-4-2 所示，上方环的宽度增加，表示角膜曲率较平坦，下方环的宽度减少，表示角膜曲率较陡。临床上 Placido 盘能够了解较大量的角膜变形，如中度圆锥角膜、严重的散光、不规则散光等。检查时只要观察角膜表面反射的光斑形状和大小的变化。

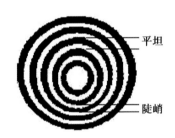

图 1-4-2　Placido 盘的角膜映像示意图

Placido 盘经过更新换代，目前有代表性的有手持式、裂隙灯式、照相机摄像式等多种形式，其中摄像式角膜计能对角膜进行定量分析，在 20 多年前曾经是一突破性的进步。

（三）角膜地形图

直接利用 Placido 盘角膜图像判断角膜形态属于定性性质，无法定量，存在许多分析上的不足。比如角膜图像确定散光轴向比较困难，摄像式检查过程复杂，确定性也不高，而且 Placido 盘提供角膜曲率的区域也比较局限。因此，随着电脑技术的进一步发展和改进，角膜地形电脑分析系统（computer-assisted corneal topographic analysis system），简称角膜地形图仪，应运而生，它克服了以上缺点，结合了 Placido 像和计算机的功能，用视频摄像机接收角膜像（图 1-4-3），并由该图像信息转化为数字信息后重建原角膜表面形状，得到的角膜形状用颜色编码得到彩色图形，即角膜地形图。

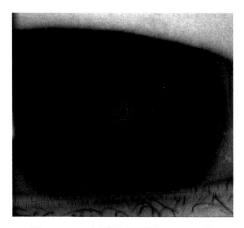

图 1-4-3　角膜地形图的 Placido 像

基于 Placido 盘设计的角膜地形图系统，一般有 28~34 个同心圆环投射，每环 256 个点最多可包括 14 000 个角膜曲率的数据点，最大可覆盖 95% 的角膜面积。测量精度 0~0.07D，用暖色如橙色或红色表示高屈光度，冷色如绿色或蓝色表示低屈光度。

Placido 盘角膜地形图仪有小的 Placido 锥和大的 Placido 盘两种，硬性角膜接触镜验配建议使用小的 Placido 锥的角膜地形图系统，因为大的 Placido 盘系统容易受到泪液均匀度、鼻梁、眼睑位置的影响。现在越来越多的角膜地形图仪开发出硬性角膜接触镜的配适软件，可根据角膜地形图测得的曲率或高度图推荐试戴镜并模拟出戴镜的配适效果，提高第一片试戴镜的成功率（图 1-4-4）。

随着技术的进步，除了基于 Placido 盘设计的角膜地形图系统外，临床上还常用三角测量裂隙切面技术的 Orbscan 角膜地形图系统和 Scheimpflug 相机旋转扫描的 Pentacam 眼前节测量及分析系统。后面两类角膜地形图还可提供角膜厚度、角膜后表面形态等参数，篇幅有限，本节只重点介绍基于 Placido 盘设计的角膜地形图系统。

硬性角膜接触镜验配主要采用基于 Placido 盘设计的角膜地形图系统，而且应该达到以下要求：①高度准确和可重复性；②精确的中央区域角膜曲率和 e 值测量结果，对于硬性角膜接触镜的试戴镜参数选择很重要；③能提供轴向图、切线图、高度图及这些图像的差异图分析，以了解角膜塑形镜过夜戴镜时的镜片定位、光学区等的情况；④能辨识瞳孔，可以测量瞳孔直径；⑤尽量大的数据采集范围，减少相关参数的测量误差。

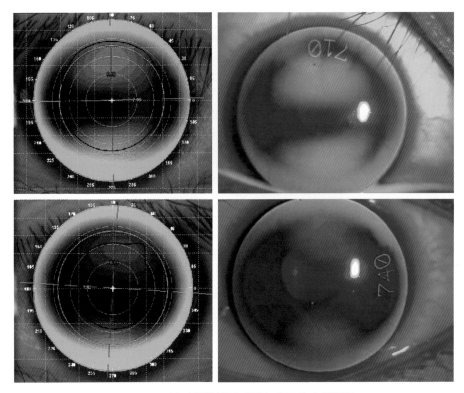

图 1-4-4　地形图模拟配适图与实际荧光配适图

左：地形图模拟配适图　　　右：实际荧光配适图

1. **角膜地形图的意义**　自角膜地形图仪问世以来，我们才能比较全面地认识人眼正常角膜的形状。正常角膜中央较周边要陡一些，是非球面的，呈放射状、不对称状，双眼的角膜形状呈镜面对称。角膜地形图可以检测异常角膜形态变化，临床上角膜地形图仪主要应用于以下几个方面：①散光分析；②圆锥角膜诊断和治疗评判；③角膜屈光手术；④穿透性角膜移植手术；⑤角膜接触镜的验配。

2. **角膜地形图的阅读和理解**　对角膜地形图的分析和认知有许多参数，这里将常用的基本要素列出。

（1）颜色：暖色如红色、橙色和黄色，代表角膜前表面陡峭的区域；绿色代表中间区域；冷色如淡蓝和深蓝色，代表平坦区域。如图 1-4-5 所示是一正常角膜地形图，地形图呈蝴蝶形（或称领结形）为顺规角膜散光的表现，中央红色代表曲率最陡的区域，往周边颜色逐渐变平坦，由红色变到黄色，最后到蓝色，尤以鼻侧区域最明显。

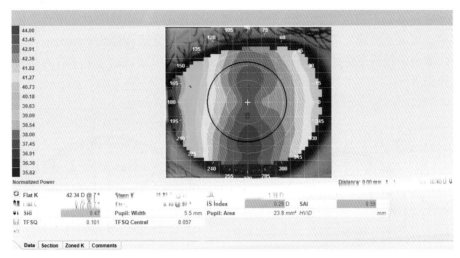

图 1-4-5　正常的角膜地形图

（2）角膜地形图的显示模式：硬性角膜接触镜验配中相关的常用角膜地形图模式包括：轴向图（axial power）、切线图（tangential power）、高度图（elevation）。

1）轴向图（axial power）：以 D 表示的轴向图，是默认的角膜地形图显示模式，最为常用。轴向图是假定角膜每一个区域的曲率中心都在角膜中心轴上（图 1-4-6），这样的曲率表达模式在中央区域精确性较高，而周边部误差大，适合正常的角膜形态。轴向图表达的是角膜的整体形态映像。

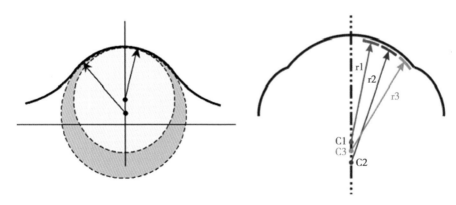

图 1-4-6　轴向图的曲率测量模式

2）切线图（tangential power）：以 D 表示的切线图，与轴向图不同，每个区域的曲率中心都不在角膜的中心轴上（图 1-4-7），它反映的是每个点的真实角膜曲率，不受角膜轴向的限制。与轴向图相比较，切线图对曲率的变化更敏感，可表达角膜上的细微曲率变化，平坦的曲率会表现得更平坦些，而陡峭的曲率会表现得更陡峭，所以切线图适用于角膜塑形后、屈光手术后的和圆锥角膜患者。

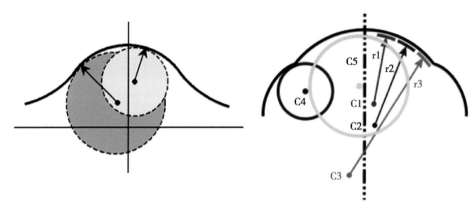

图 1-4-7　切线图的曲率测量模式

例如：图 1-4-8 是一个塑形后轴向图（axial），看图像是不是觉得塑形镜偏位有点大，而且塑形后 RC 区的高曲率离焦环不明显，没有形成 360° 的完整环状。看这个轴向图时，我们可能会考虑这样的塑形效果会不会不好，视力会差？

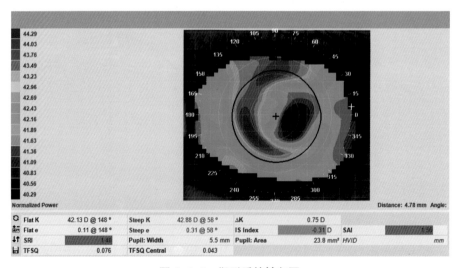

图 1-4-8　塑形后的轴向图

我们把显示模式改为切线图（tangential）（图1-4-9）。还是同一个地形图像，会觉得塑形效果还可以接受，偏位似乎也没有这么明显了，而且RC区的高曲率离焦环明显，也形成了360°的完整环状了，事实上这个患者的裸眼视力1.0⁺，无重影或眩光主诉。所以角膜塑形后我们常常用切线图。

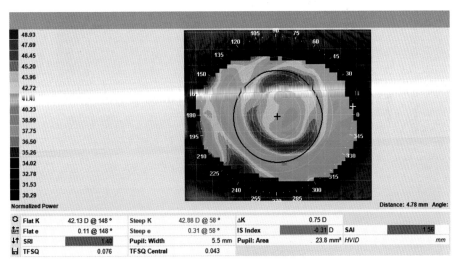

图1-4-9　塑形后的切线图

3）屈光度图（refractive map）：表达的是角膜表面的屈光度，适用于确定角膜塑形后或角膜屈光手术后的中央岛或治疗区的大小。

4）高度图（elevation）：获知角膜各点形态后系统拟合出一个与角膜最贴合的球面，该球面就是最佳匹配球面BFS（best fit sphere）。而高度图显示的是角膜表面各点与该球面的差异（图1-4-10）。

注意，在轴向图中，曲率高的位置（红色），常常是高度图中"高度"低（蓝色）的位置。图1-4-11A中的圆锥角膜眼，其下方的红色高曲率，在高度图中是蓝色的低高度；图1-4-11B中的对称性角膜散光眼，上下方红色高曲率的位置，在高度图中是蓝色的低高度。高度图可以运用于硬性角膜接触镜的验配，来预估荧光评价模式。高度图中的蓝色低高度区域，在配戴RGP镜时会形成镜片与角膜间的泪液池；所以可以预计到，在图1-4-11中，A图的圆锥角膜配戴RGP镜后下方会有较多的泪液淤积；B图的散光角膜配戴RGP镜后，上下方会产生较多的镜片边缘翘起。根据不同的高度图表现，可帮助我们选择不同的硬性角膜接触镜的设计，同时也是计算使用复曲面硬性角膜接触镜（包括RGP镜和角膜塑形镜）的参考。

根据角膜表面和理想表面的距离，计算机可以显示假设配戴硬性角膜接触镜以后的荧光染色模式，这样可以缩短初次验配的时间。

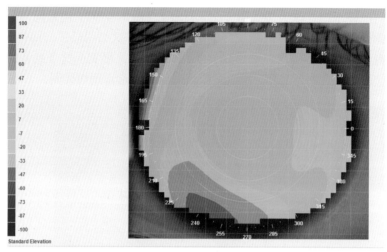

图 1-4-10 高度图

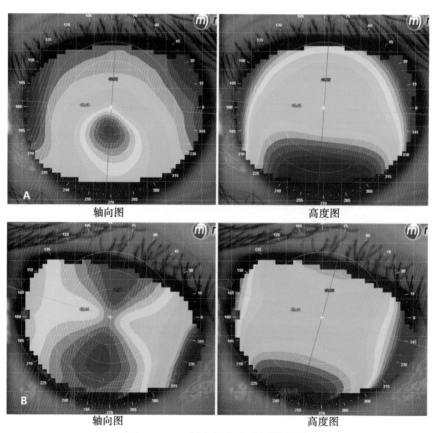

图 1-4-11 轴向图与高度图的差异

A. 圆锥角膜眼；B. 对称性角膜散光眼

5）差异图（subtractive map）：是表示两幅不同角膜地形图上同一点的曲率变化的图形，差异图常用于表示配戴 RGP 镜或角膜塑形镜前后（不同时间）角膜曲率的变化，如圆锥角膜配戴 RGP 镜后一段时间的圆锥变化、角膜塑形后的曲率变化。轴向图、切线图、高度图等不同的角膜地形图模式都可以用差异图显示。

A. 切线差异图（tangential subtractive map）：是用塑形后的地形图减去塑形前的原始地形图得到的新的图像形式（图 1-4-12），显示角膜塑形镜治疗区的位置和形态，反映过夜配戴角膜塑形镜时镜片的位置，是塑形镜验配最常用的观察指标（图 1-4-13）。

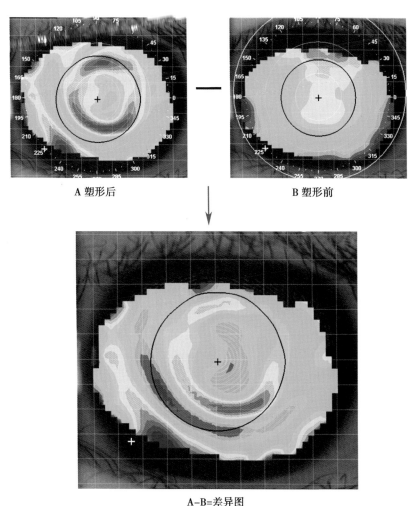

A 塑形后　　　　　　　　　B 塑形前

A–B=差异图

图 1-4-12　切线差异图

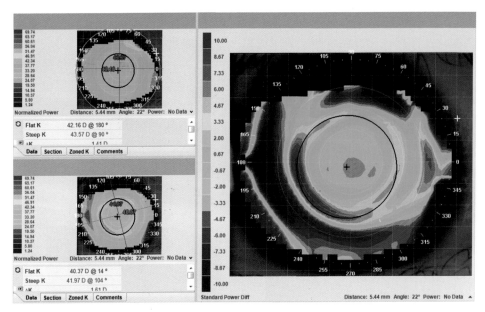

图 1-4-13　切线差异图

B. 屈光度差异图（refractive subtractive　map）：显示角膜塑形镜治疗区大小和角膜屈光变化，图 1-4-14 是图 1-4-13 中同一眼的屈光度差异图。

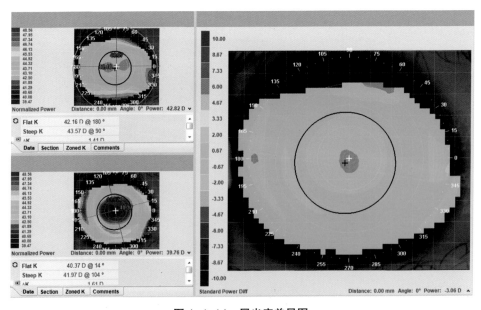

图 1-4-14　屈光度差异图

C. 轴向差异图（axial substractive map）：用于决定角膜塑形镜治疗区大小，图 1-4-15 是图 1-4-13 中同一眼的轴向差异图。

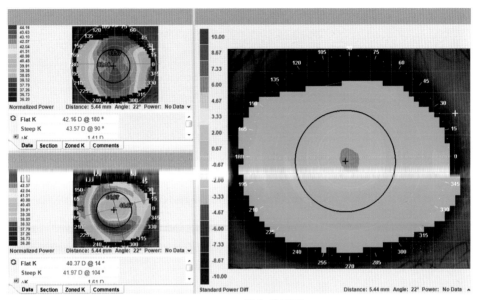

图 1-4-15 轴向差异图

6）其他图形显示模式

A. 角膜屈光度表达的 3D 图：是用角膜屈光度值模拟表达的三维立体的角膜表面形态（图 1-4-16）。

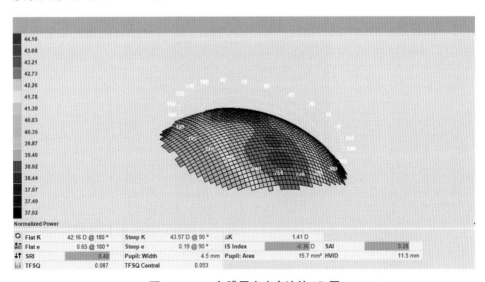

图 1-4-16 角膜屈光度表达的 3D 图

B.数字图：不使用颜色而直接用角膜屈光度数值来表达，可以直观地表达角膜表面不同区域的屈光状态（图1-4-17）。

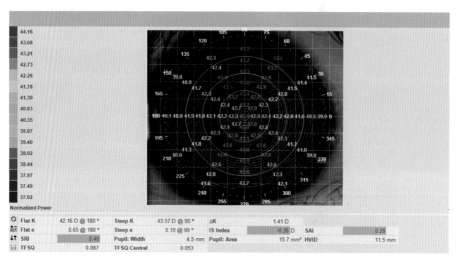

图1-4-17　数字图

C.角膜 Placido 像和角膜地形图并存：大多角膜地形在显示角膜地形图的同时还可以调节彩色角膜地形图图像的透明度来同时显示检查眼的像（图1-4-18），这样操作者就能确认患者注视位置是否偏心，角膜地形图是否位于中心，是否准确聚焦等，以此确定该角膜地形图是否有利用和分析的价值，是否需要重做等。

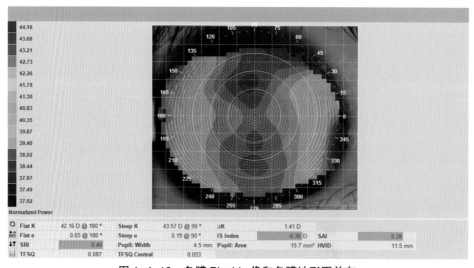

图1-4-18　角膜 Placido 像和角膜地形图并存

（3）角膜地形图的测量标尺：角膜地形图的测量标尺有多种，临床应用最广泛的为绝对标尺、相对标尺和调整标尺。

1）绝对标尺（或称标准标尺，standard power）：绝对标尺就是指每一种色彩代表一个曲率。如蓝色代表长曲率，表示角膜平坦，红色代表短曲率，表示角膜陡峭。有的角膜地形图仪将黄色定义为中间色，代表曲率为 44.5D，并以 1.5D 上下逐级变化，最大、最小值分别为 50.5D 和 35.5D。有些角膜地形图仪的等级也有不同，如等级变化为 1D，中央黄色代表 43.0D。还有一些其他的等级为 0.25D、0.5D、1D 和 2D。图 1-4-19 是 Medmont 角膜地形图的绝对标尺图，左侧的标尺范围从 35.00~50.00D。

绝对标尺的优点就是固定了色彩和屈光度之间的相应关系，不同的角膜地形图可以比较，这样可以看到曲率随着时间变化图形的变化，或者监测角膜屈光手术前后图形的改变。

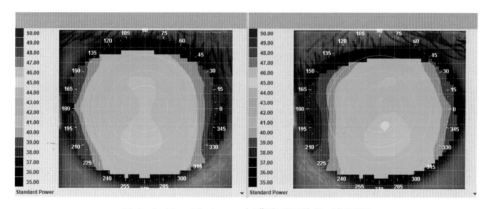

图 1-4-19　Medmont 角膜地形图的绝对标尺图

2）相对标尺（或称正常标尺 normalized power）：相对标尺则与绝对标尺不同，是计算机将已经建立好的数据在最大和最小之间进行细分。有的相对标尺将角膜地形图分为 11 个等级。如果计算机发现最长的半径是 34D，最短的半径为 56D，总变化量为 22D，除以 11 个等级，每个级别为 2D。也有的相对标尺将曲率分为 14 个级别，或者等级间距可以为 0.25D、0.50D 和 1D。相对标尺临床最常用。图 1-4-20 是上述同一人双眼的 Medmont 角膜地形图的相对标尺图，左侧的标尺范围为 36.88~44.62D。

3）调整标尺或自定义标尺（custom settings）：目前所有的角膜地形图仪都有改变标尺的特性，也就是标尺可以根据操作者的要求改变，也可以根据所得的数据来改变。比如，当所得的图形角膜曲率大小相差很大或者图像极不规则，这时如果选用等级为 0.25D 就是很麻烦的事了。因为等级越多，产生的信息越复杂。当然，如果要绝对标尺，一些很小的变化可能不会被发现，我们可以增加等级量或者缩小间距来发现早期少量的异常（比如圆锥角膜）。图 1-4-21 是一个圆锥角膜眼的 Medmont 角膜地形图的不同调整标尺，在 Medmont 角膜地形图上可以调整等级，按需要自定义调整到需要的结果，图中用从 A 到 D 分别是 2.5D、2.0D、1.5D、1.0D 的等级间距。

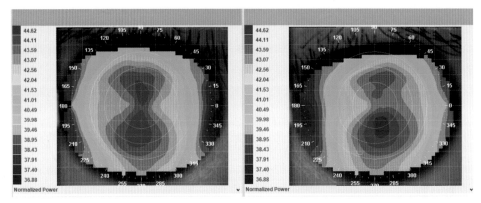

图 1-4-20　Medmont 角膜地形图的相对标尺图

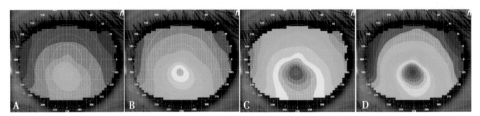

图 1-4-21　圆锥角膜的 Medmont 角膜地形图的不同调整标尺

角膜地形图常用的不同标尺的比较总结在表 1-4-1。

表 1-4-1　不同标尺的比较

标尺	英文名	标尺范围	等级间距	特点
绝对标尺	standard power	35.00~50.00D	1.0D	标尺统一，用于不同角膜地形图间比较
相对标尺	normalized power	该角膜最大和最小曲率之间	系统自动计算	系统自动划分曲率等级间距，图形颜色划分恰当，层次分明，容易阅读，最常用
调整标尺	custom settings	该角膜最大曲率附近和最小曲率附近之间	自定义	对特殊角膜形态，如圆锥角膜可以自行调整以获得最佳效果

（4）系列图（multiple maps）：系列图就是在单一显示屏上表达多种不同的检查图形，以方便打印报告。可以一次显示四幅不同角膜地形图，有的则可更多，可根据需要自行选择角膜地形图模式。图 1-4-22 中显示的是轴向图（axial power）、切线图（tangential power）、3D 切线图、高度图（elevation）。

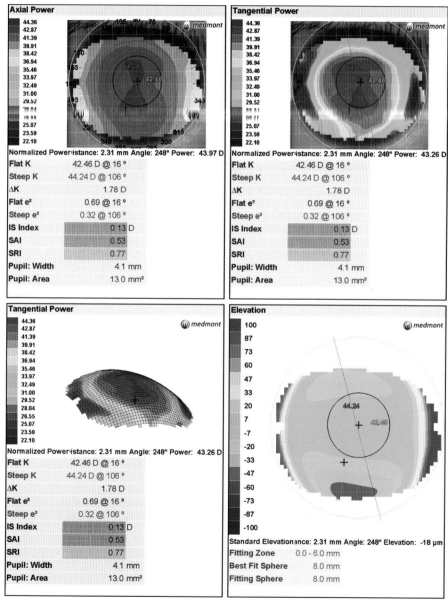

图 1-4-22　系列图

3. 角膜地形图相关参数的阅读　角膜地形图还提供了一些相关的参数，包括：

（1）Sim K（simulafed kerotoscope reading）：模拟角膜镜读数：第6、7、8环的平均最大屈光力读数和轴向。相当于计算机系统计算的角膜两条主子午线的模拟值。

（2）Flat K（平坦 K，FK），Steep K（陡峭 K，SK）：表达的是平坦子午线和陡峭子午线上的角膜地形图模拟 K 值。是 RGP 镜验配中试戴镜基弧的选择参考，是角膜塑形镜验配中 AC 弧选择的参考。

（3）ΔK（或 dk 值）：是根据 Sim K 计算出来的角膜散光，两主子午线角膜屈光度差。

（4）e 值（或称偏心率，eccentricity）：角膜从中央到周边屈光度平坦化的速率，叫偏心率。该平坦化速率越快，即角膜中央和周边角膜曲率差异越大，周边比中央角膜越平坦 e 值越大；平坦化速率越慢，即角膜中央和周边角膜曲率差异越小，e 值越小。Flat e，steep e　表达的是平坦子午线和陡峭子午线上的 e 值。注意，角膜塑形后，e 值就没有意义。

（5）Q 值（非球面系数，asphericity）：非球面系数描述的是角膜沿子午线截面的非球面性及形态如何。当 Q=0 时，代表一个完美的球面；而当 Q>0 时，则代表中间平边缘陡的情况；当 0>Q>−1 时，则代表中间陡边缘平的情况。

（6）p 值（形态因子，shape factor）：p 值与 Q 值的关系 Q=p−1；e 值与 p 值的关系 e=$\sqrt{1-p}$。

（7）I−S 值：角膜 6mm 直径处下方与上方屈光力差值，该值越大，表示角膜的越不对称，是诊断圆锥角膜的参考指标之一。

（8）角膜表面规则性指数（surface regularity index，SRI）：评价角膜中央 4.5mm 范围内表面规则性的一个指标，SRI 值越小，表示角膜中央表面规则性越好，中国人正常值为 0.2±0.2。

（9）角膜表面非对称性指数（surface asymmetry index，SAI）：反映角膜中央区相隔 180°对应点角膜屈光力差值总和的一个指标，中国人正常值为 0.3±0.1。

（10）pupil width：瞳孔直径。

（11）HVID：可见虹膜直径。HVID 的准确测量对于硬性角膜接触镜的直径选择非常重要。角膜地形图形态上都有测量标尺，可以测量角膜地形图上任意两点的距离，一般都是按下左键开始，按下右键结束。也可以测量 HVID，还可以测量瞳孔直径。

（12）TFSQ（泪膜表面质量，tear film surface quality）：TFSQ central，中央泪膜表面质量，是干眼的辅助判断指标：TFSQ：>0.2 提示可能干眼。

（13）采集直径（chord length）：chord length 表示的是角膜地形图中的数据的采集直径，可以根据采集的图像范围来定。如果角膜地形图采集的图像太小，则要缩小采集直径。采集直径与矢高的关系如图 1-4-23。

4. **角膜地形图的数据显示**　上述角膜地形图的相关参数会显示在对应眼的界面上，异常的指标会用不同的颜色表示，如：红色表示明显异常，黄色表示可疑异常，绿色表示正常（图 1-4-24）。

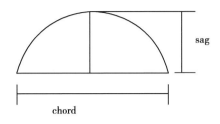

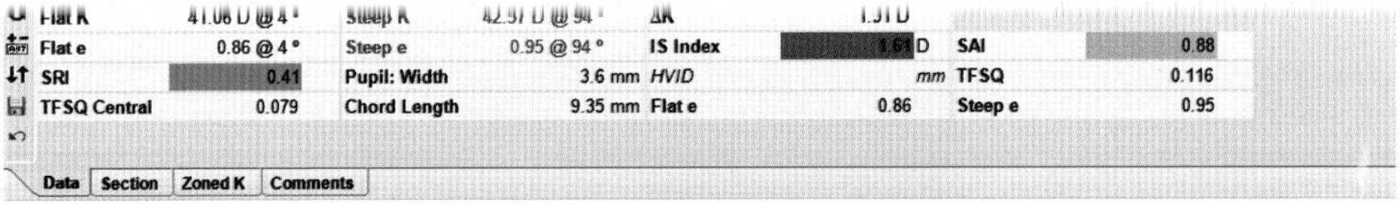

图 1-4-23　采集直径与矢高的关系

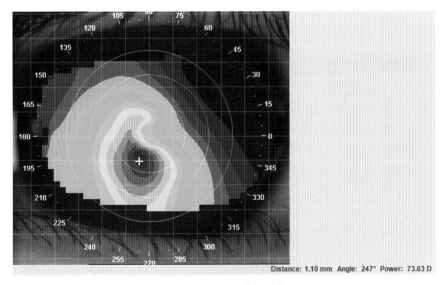

图 1-4-24　角膜地形图的相关参数

角膜地形图软件上可以直接测量每个点的角膜曲率参数。比如图 1-4-25 的圆锥角膜中，锥顶处（白色十字标识）的曲率参数为：该点位置距离角膜中央 1.10mm，在 247° 方向，此处的屈光度是 73.63D。可用于观察圆锥角膜进展和变化。

图 1-4-25　圆锥角膜锥顶的参数测量

角膜地形图可以测量不同子午线上的角膜曲率截面图。图 1-4-26 中，下方的坐标图表示上方角膜地形图的白色子午线上，距离角膜中心不同距离处的角膜曲率变化。横坐标为距离角膜中心的距离（mm），纵坐标为角膜曲率。该曲线越平滑，说明角膜曲率变化平稳，角膜对称，反之，则说明角膜不对称。在不规则角膜中，如圆锥角膜，可以看到圆锥所在的子午线上的曲率变化很大。

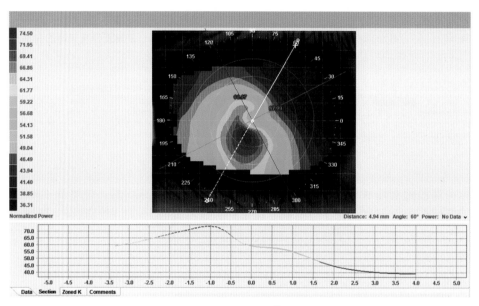

图 1-4-26　子午线截面图

5. 硬性角膜接触镜的配适模拟　有的角膜地形图系统还提供硬性角膜接触镜的荧光评估模拟功能，把各品牌的硬性角膜接触镜设计参数输入系统，利用角膜与该硬性角膜接触镜间的高度差异（即泪液厚度）形成模拟荧光评估图（图 1-4-27）。填入所需要的镜片参数，模拟的荧光评估图就会实时变化，直到找到验配师想要的评估状态时，在角膜塑形镜和 RGP 镜的验配中可以快速找到合适的试戴镜，提高验配效率。

所以，角膜地形图是一个非常有用的软件，是一个分析系统。在系统上可以做数据测量、获取，以及多种分析和对硬性角膜接触镜的配适模拟等。直接使用角膜地形图软件分析远远优于纸质的打印报告。

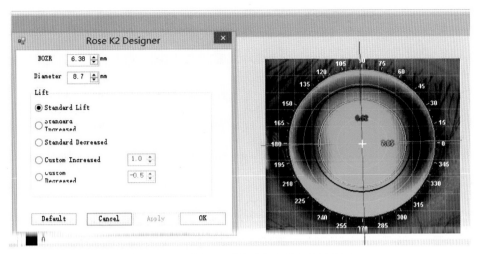

图 1-4-27　硬性角膜接触镜的荧光评估模拟

二、角膜地形图的检查操作注意事项

角膜地形图的测量受到下述多种因素的影响：

（1）深眼眶，长睫毛，眼睑形态特殊，造成角膜地形图采集到的角膜范围小，数据不全面。测量的时候，应要求被检者尽量睁大眼睛。有的人睑裂小，角膜暴露不完整，可嘱患者自行拉开下眼睑，尽量不要拉上眼睑。如患者眼睑形态是类似上睑下垂的"上低型"，可让另外一人协助提起其上眼睑，但不可压迫到眼球。有的角膜地形图可以让眼球向不同方向注视后测量平视时被眼眶、睫毛、眼睑等遮挡的角膜部分，再合并角膜地形图，获得完整的合成角膜地形图结果。

（2）角膜表面分泌物、异物、角膜上皮水肿等。这些因素在角膜地形图上常常表现为高曲率区域，采集角膜地形图图像时要注意鉴别。图 1-4-28 是同一眼的角膜地形图，A 是角膜中央有一黏性分泌物，B 是几次瞬目后再测量消失了。所以，测量时，要注意让被检者适当瞬目，使得泪液分布均匀。

（3）干眼、泪膜异常：泪膜不稳定就不能构成角膜完整而光滑的表面，角膜表面的泪膜很快干燥破裂，从而产生异常的角膜地形图。检查时如遇到此类情况，可先滴用人工泪液后再做检查。

（4）眼表炎症：畏光、流泪、分泌物。眼表有激惹情况时应该避免做角膜地形图检查，待恢复正常后再做。

（5）眼球位置、注视异常：眼球位置、注视异常时，采集到的角膜地形图数据是不准确的，操作时要注意避免。

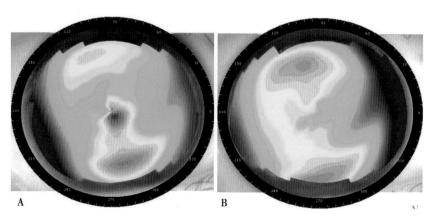

图 1-4-28　角膜表面分泌物对角膜地形图测量的影响
A. 中央黏性分泌物附着的角膜地形图；B. 瞬目后的角膜地形图

（6）不同角膜地形图的数据算法不同，导致计算出来的参数会有一些差异。可以用同一只眼在不同的角膜地形图系统上测量，比较其结果差异以了解不同的角膜地形图特点。

（7）角膜地形图捕捉角膜数据的精度，手动测量和系统自动测量的差异会影响测量结果。

（8）仪器是否校准。角膜地形图应该定期校准。

以上的情况都可能产生异常的角膜地形图，操作时应注意避免。实际工作中，我们一般至少测量4次，比较轴向图和相对标尺，选择采集图像范围大的、图像稳定的角膜地形图结果。

第二章

硬性角膜接触镜的戴镜、摘镜和
护理操作实践

相软性角膜接触镜相比，硬性角膜接触镜有"硬"的特点，戴镜、摘镜和护理不当会更容易造成镜片损伤和角膜损伤。硬性角膜接触镜多采用试戴镜法验配，需要给配戴者做试戴镜的戴镜、摘镜操作，有时还需要多次试戴才能找到满意配适的试戴镜。临床上常见因为试戴镜的戴镜、摘镜和护理操作不熟练造成镜片损坏、配戴者角膜损伤、眼部不适而影响验配的情况。所以，给配戴者做硬性角膜接触镜戴镜、摘镜和护理的卫生教育指导是验配师的必备技能和基本功，应该在学习验配技术前就熟练掌握。

硬性角膜接触镜镜片的戴镜、摘镜操作步骤以及护理维护内容，在很多的书籍中都有图文并茂的详细描述，更有各品牌的生产商拍摄和提供了详尽的操作视频给验配人员和配戴者学习。所以，本章对这一部分只做简要介绍。

RGP 镜和角膜塑形镜镜片的戴镜、摘镜、护理类同，本章一同介绍，但角膜塑形由于其内表面弧段多、曲率陡，相对 RGP 镜不容易清洗干净，更应认真按规范护理清洁。角膜塑形镜片直径也较 RGP 镜大，戴镜、摘镜时也不如 RGP 镜方便容易，更应小心操作。

一、硬性角膜接触镜戴镜、摘镜和护理的相关工具和耗材

（一）硬性角膜接触镜的护理液

硬性角膜接触镜的护理液是用于镜片清洁、消毒、湿润、除蛋白质沉淀等的化学溶液，由消毒液、湿润液、表面清洁剂、除蛋白质成分等组成，一般包括下列几种：

1. **消毒剂** 一般由防腐剂和缓冲液组成。

2. **防腐剂** 起消毒作用，目前使用的药品防腐剂都是经过 CFDA（国家食品药品监督管理总局）确认对人体无害的剂量，所以不用对防腐剂"谈虎色变"。

3. **缓冲液**　维持护理液的 pH 在 6~8 之间。

4. **表面清洁剂**　包括：表面活性剂、溶解剂、摩擦剂。

5. **蛋白酶清洁剂**　清除镜片孔隙中的蛋白，可以迅速起效，同时杀灭镜片上的附着细菌。一般每 2 周使用一次。

6. **多功能护理液**　将上述多种作用成分合为一体，但这样也降低了有效成分浓度，抑菌、杀菌能力下降，除蛋白功效相对降低。所以在使用多功能护理液时，每周还需要单独做除蛋白的护理操作。注意不同品牌的多功能护理液的除蛋白功效不同：有的功效高，可以不必再单独做除蛋白处理，但每次使用后需纯净水彻底清洗干净后才能戴入眼；有的功效低，甚至无，必须再单独做除蛋白处理；有的除蛋白功效适中，可每 1~2 周再做除蛋白处理。验配师和配戴者使用前应认真阅读说明，按生产商的要求使用。

7. **润眼液**　润滑、保护角膜、湿润及排气泡，有一定的黏滞度。戴镜时先滴在镜片凹面；摘镜前滴眼可让镜片活动。戴镜过程中，眼睛干燥或不舒适时，也可直接将润眼液滴入结膜囊内。

8. **蛋白质清洁剂**　包括 Menicon Progent 　A B 液和蛋白酶片，可以清除镜片孔隙中的蛋白质。Menicon Progent 　A B 液使用时，在镜盒中注入 2/3 的 A 液，再注入 B 液混合（图 2-0-1），将清洗过的镜片浸泡 30 分钟，再用多功能护理液彻底清洗镜片，再在护理液中浸泡 6 小时以上，取出冲洗即可配戴。一般每 1~2 周使用一次；蛋白酶片使用时，将 0.5~1 片除蛋白酶片放入盛有 2/3 容量多功能护理液的镜盒中，然后放入镜片，按说明书浸泡一定时间。

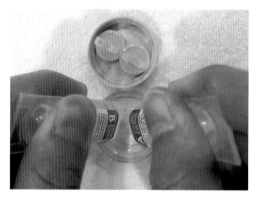

图 2-0-1　使用 AB 液除蛋白处理

9. **过氧化氢接触镜护理液**　是一种强效的杀菌消毒功能护理液，不含防腐剂，适合于过敏体质者或不适应普通多功能护理液的软性、硬性接触镜配戴者。

过氧化氢护理液的主要成分为过氧化氢和氯化钠，其核心成分是 3% 的过氧化氢（H_2O_2）。过氧化氢溶液理化特性温和，消毒杀菌效果好，被广泛应用于医学冲洗和消毒。当过氧化氢溶液与皮肤、口腔黏膜的伤口或脓液相遇时，立即分解成生成氧。这种尚未结合成氧分子的氧原子是强氧化剂，具有很强的氧化能力，与细菌接触时，能破坏细菌菌体中的蛋白质，从而杀死细菌。其杀菌力强，能对常见的细菌、病毒发挥作用外，还对真菌、棘阿米巴原虫、艾滋病病毒有一定的杀灭作用。此外，过氧化氢溶液还具有一定的清除蛋白和沉淀的功能。

清洁过程是过氧化氢溶液分解成生理盐水的过程，过程中会产生出大量的气泡（泡腾作用）经过镜片时能起到类似"揉搓"镜片的效果。当过氧化氢溶液被完全中和后，就变成近似泪液的生理盐水，可免冲洗直接戴镜。过氧化氢溶液被完全中和后建议在 8 小时内使用。由于没有防腐剂，可避免防腐剂诱发的眼表过敏反应和毒性反应。**但一定注意，要等过氧化氢护理液充分中和后才能使用和配戴接触镜。**未中和完全的过氧化氢溶液会对眼睛产生极大的刺激和不适。

现在市场上有两类中和方法的过氧化氢溶液系统，一种是催化法（如视康、美汐），是使用铂金环中和的方法；一种使用中和剂药片的中和法（如爱视洁、优可伶）。使用前应仔细阅读相应的产品使用说明书。

催化法，是利用微量金属可以加速过氧化氢分解反应的原理，将铂金环和经清洁冲洗后的镜片同时浸入护理液中 6 小时以上（一般是过夜浸泡）。使得镜片的消毒和过氧化氢催化分解同时进行。

中和法，将充分清洗过的镜片放入 3% 的过氧化氢溶液中浸泡，同时投入中和剂药片（图 2-0-2），达到时间后即可戴镜。中和剂药片中含有颜色指示剂（如优可伶），在中和完成（2 小时）后会显现淡绿色，随着时间的推移，颜色指示剂会因光照等因素逐渐分解、淡化。在中和后 4 小时以上可以看到明显的淡化，在隔夜（一般 8~10 小时后）会逐渐回复至无色状态。注意每片中和片能中和的过氧化氢溶液是有限的，倒置太多中和不彻底，倒置太少杀菌作用减弱，使用时应按说明书要求操作。

过氧化氢溶液的缺点是：①除蛋白和脂质的能力不强，所以如果使用过氧化氢溶液系统来做日常镜片护理，还需要额外加用除蛋白产品定期处理；②有一些过氧化氢溶液中的稳定剂会破坏高含水量软性接触镜的材质，使镜片变形；③过氧化氢溶液有强大的漂白作用，也不适合彩色接触镜的消毒护理；④过氧化氢溶液黏稠性不如多功能护理液，戴镜初始舒适度也不如用护理液浸泡的镜片。

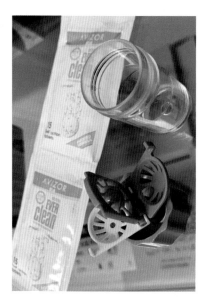

图 2-0-2　过氧化氢护理液的中和剂、中和杯和镜片夹

（二）硬性角膜接触镜吸棒和镜盒

吸棒（图 2-0-3）是 RGP 镜摘镜的常用工具，使用吸棒摘镜较徒手摘镜容易。每次用完后要清洁处理，且每 3~4 月更换一个。

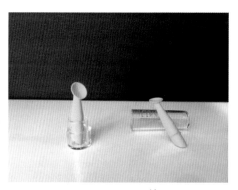

图 2-0-3　吸棒

镜片必须放置在硬性角膜接触镜专用保存镜盒中，以防止划伤镜片（图 2-0-4）。镜盒中要充满保存液，保存液具有清洁、消毒、保存镜片的功能，一般使用多功能护理液作为保存液。镜盒中的保存液需每日更换，不可重复使用。

镜片保存盒要每日清洁，取出镜片后要用流动的洁净水将保存液彻底冲洗掉，镜盒盖在空气中自然晾干。镜片保存盒应定期更换，一般 3~4 个月更换一个新的镜片盒和吸棒。

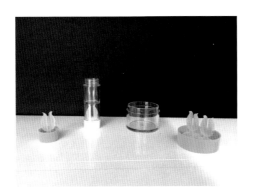

图 2-0-4　硬性角膜接触镜专用保存盒

二、硬性角膜接触镜戴镜、摘镜和护理操作流程

硬性角膜接触镜的护理操作流程可归纳为图 2-0-5。

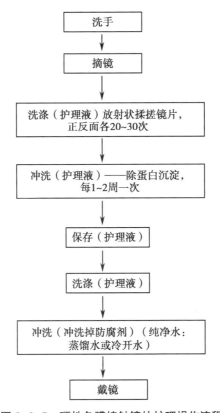

图 2-0-5　硬性角膜接触镜的护理操作流程

操作前准备　操作台铺白毛巾，RGP试戴镜1套、角膜塑形镜试戴镜1套，硬性角膜接触镜多功能护理液1瓶、蛋白清除剂1瓶、洗手设施、纸巾若干。按硬性角膜接触镜的护理操作流程练习，两人一组互相为对方做硬性角膜接触镜的戴镜、摘镜。先用RGP镜练习，再用角膜塑形镜练习。注意，硬性角膜接触镜是高分子聚合材料加工而成，镜片菲薄，精密易碎，需要小心护理，妥善保管。练习时应按流程轻柔操作（图2-0-6）。

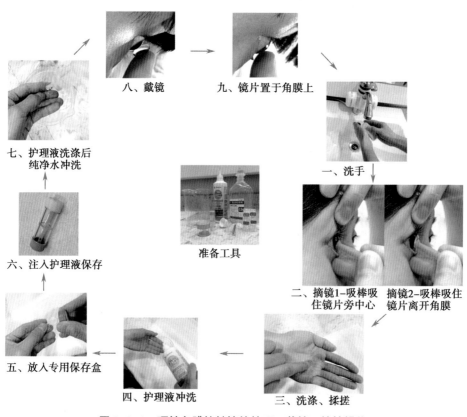

图2-0-6　硬性角膜接触镜的护理、戴镜、摘镜操作

可按表 2-0-1 练习和评分。

表 2-0-1　硬性角膜接触镜的护理、戴镜、摘镜操作评分表

	操作步骤	评分标准	配分	得分
硬性角膜接触镜的护理操作	剪短指甲，用中性肥皂和流动水充分洗净双手并烘干		2	
	在镜片盒内事先注入 2/3 容量的硬性角膜接触镜多功能护理液		3	
	将摘下的镜片凹面朝上入手心，滴 3~5 滴硬性角膜接触镜多功能护理液		3	
	用无名指的指腹进行放射向揉搓清洗镜片数次		5	
	以左手拇指和示指轻轻捏住镜片，右手以硬性角膜接触镜多功能护理液冲洗镜片，边冲洗左手边轻轻搓动镜片		5	
	将镜片凹面向上托在示指指端，再次检查镜片		2	
	将冲洗后的镜片放入盛有硬性角膜接触镜多功能护理液的专用镜片盒中，并注满保存液		5	

续表

	操作步骤	评分标准	配分	得分
硬性角膜接触镜的戴镜	确认镜片品牌、定位弧、近视降幅、光度、直径等参数，并做记录		2	
	确认镜片的左右并告知患者		2	
	镜片取出后肉眼检查是否有破损、崩边、划痕、污物等，并做记录	此项未做，扣20分	5	
	观察患者眼睛，发现有异常停止配戴操作		3	
	先给配戴者右眼戴镜，镜片放在右手示指		2	
	在镜片凹面注入一滴润眼液并尽量避免气泡		3	
	嘱咐患者直立坐姿，胸口紧贴桌子边缘。左手中指固定配戴者的上睑，右手中指固定下睑		5	
	让配戴者注视前方，然后把右手上的镜片放在配戴者的角膜中央		5	
	指导配戴者向下看，松开下睑，再松开上睑		5	
	询问配戴者戴镜的主观感受，观察镜片是否在角膜上。如不在角膜上，可以用吸棒摘镜重戴，或者手法复位		10	
	用纸巾擦拭去溢出眼外的润眼液		1	

续表

	操作步骤	评分标准	配分	得分
硬性角膜接触镜的摘镜（吸棒法）	清洗吸棒		5	
	摘镜前先滴润眼液于结膜囊内并瞬目数次		3	
	观察并确认镜片在角膜上活动。如镜片黏附角膜不活动，则嘱配戴者向上看，用手指紧压对应下方角膜缘的下睑缘处3次，再向下看，用手指紧压对应上方角膜缘的上睑缘处3次，做几次瞬目动作；反复上述操作使镜片活动	此项未做，扣30分	5	
	用左手拇指和示指拉开上下眼睑		4	
	用右手持吸棒，将镜片吸住镜片的旁中央位置（直径较大的角膜塑形镜尤其要注意），取出	吸棒不要吸在镜片中央，否则不但不容易摘镜，还容易损坏镜片和损伤角膜。吸在镜片中央扣30分	10	
	询问配戴者戴镜的主观感受，观察其眼部情况		5	
			100	

一个角膜塑形镜清洁保养的小细节

镜片是否干净清洁，仅用肉眼看是很难分辨的。图2-0-7是一新定到的角膜塑形镜片，肉眼观察感觉镜片很干净、清洁、透明，但在裂隙灯下手持镜片观察，我们会发现镜片上有一层油脂。

充分洗手后用普通的纸巾擦干手，肉眼观察感觉非常清洁，但裂隙灯下手持镜片观察仍有少量残余油脂和白色点状碎屑（图2-0-8）。

充分洗手后用普通纸巾擦干手，用护理液清洗后，再用生理盐水冲洗干净，在裂隙灯下观察，仍有较少残余油脂和白色点状碎屑（图2-0-9）。

用生理盐水再次冲洗后再观察，白色点状碎屑减少（图2-0-10）。

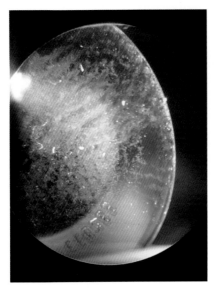

图 2-0-7 手持新镜片，裂隙灯下观察有油脂

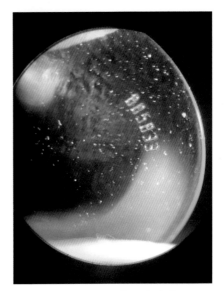

图 2-0-8 用护理液清洁

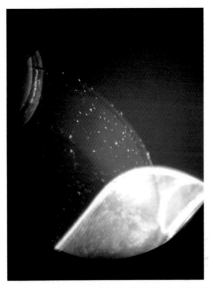

图 2-0-9 护理液清洁后用生理盐水冲洗干净

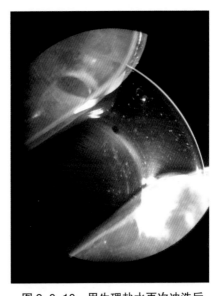

图 2-0-10 用生理盐水再次冲洗后

　　看来白色点状可能是用纸巾擦干手时留下的纸巾的碎屑。那我们看看如果不用纸巾擦干手，而是用烘干机烘干手后再做镜片的护理操作。

　　充分洗手后烘干机烘干手，用护理液清洗镜片，生理盐水冲干净，再在裂隙灯下观察，镜片特别干净，没有油脂或纸巾碎屑，戴这样清洁干净的镜片，感染的风险进一步降低（图 2-0-11、图 2-0-12）。

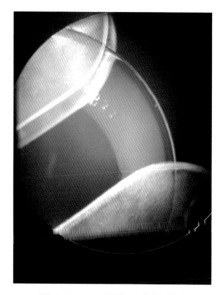

图 2-0-11　烘干机烘干手后
再做清洁护理（凸面）

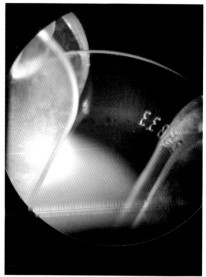

图 2-0-12　烘干机烘干手后
再做清洁护理（凹面）

小结：

1. 肉眼是很难看出镜片是否清洁的；

2. 手指上有很多油脂，洗手要充分；

3. 洗手后最好不用纸巾来擦手，而是用烘干机，如果没有烘干机而需要用纸巾或者棉布，用不会脱纸屑或棉絮的材料（可使用擦手专用的吸水纸巾，残留的碎屑会少很多）；

4. 定期复查时带着镜片，请验配师在裂隙灯下看看镜片是否清洁。

三、相关护理器具的清洗和更换

硬性角膜接触镜的护理也包括镜盒和吸棒等相关器具的清洗。这些相关器具需要每日清洗和定期更换。

1. 每日清洗

（1）倒出镜盒中的陈旧护理液。

（2）加入少量液体皂液后，用小刷子清洗镜盒和吸棒。应特别注意清洗镜盒的死角。

（3）用纯净水冲洗干净，用干净纸巾擦干，或自然晾干后，收于干燥处。

2. 相关器具的定期更换　镜盒和吸棒一般每 3~4 个月更换一次。

第三章

RGP 镜验配和实践

第一节　RGP 镜概述

与软性角膜接触镜不同，RGP 镜的镜片在设计、制作、材料及验配方面均有其独特的性质，在临床应用方面与软性角膜接触镜既存在一些共性，如矫正屈光不正，又具有软性角膜接触镜无法取代的应用价值，如镜片材料的透氧性、优质的光学性能、对角膜散光的良好矫正作用、对角膜疾病的屈光矫正等。

一、RGP 镜的优势

与软性角膜接触镜相比，RGP 镜有以下明显的优势：

1. **高透氧性**　其透氧性高，是一般软性角膜接触镜的 4~5 倍，长期配戴可以最大限度地避免因缺氧造成的角膜损伤。

2. **泪液交换充分**　由于直径小，镜片易随着瞬目在角膜表面活动，使新鲜泪液不断进入镜片下，将含有细菌、蛋白质残渣等代谢废物的泪液交换出来，同时冲洗镜片后表面、保持角膜组织清洁、维持角膜正常的生理代谢。

3. **不含水性**　和软性角膜接触镜相比，RGP 镜还有个很大的特点——不含水。因而，灰尘、细菌、蛋白质和代谢废物等物质不会被吸入镜片内，大幅减少感染风险。

4. **成像质量高**　RGP 镜成型性好，不易变形，可以在角膜表面形成高质量的屈光面，获得极高的成像质量。对于高度角膜散光、高度屈光不正，甚至圆锥角膜、角膜外伤、角膜瘢痕等的屈光矫正效果远远优于框架眼镜和软性角膜接触镜，这也是 RGP 镜最大的优势。

二、RGP 镜的参数

1. **内表面**　RGP 镜的定位、配适由镜片内表面（后表面）决定，内表面与角膜前表面形态相吻合，以保证镜片定位良好，配戴舒适，避免引起角膜局部压迫和损伤。

2. **外表面**　接触镜的光度由镜片的外表面（前表面）决定。外表面有屈光作用的范围即外表面光学区。

3. **边缘**　镜片边缘是镜片内外表面的几何融合区。适当的边缘翘起保证了 RGP 镜下的泪液交换，保证了镜片配戴的安全性。

4. **基弧**　镜片内表面中央光学区的曲率半径称为基弧，以毫米（mm）为单位。基弧越大，镜片越平坦；基弧越小，镜片越陡峭。

5. **周边弧**　镜片周边围绕基弧的各弧统称为周边弧（图 3-1-1）。紧邻基弧的周边弧称为第二弧，再往周边称为第三弧、第四弧，以此类推。周边各弧由内向外逐渐变平坦，以适应角膜前表面自中央到周边逐渐平坦的曲率（角膜塑形镜的周边弧是反转弧、定位弧、边弧等，与 RGP 镜不同）。

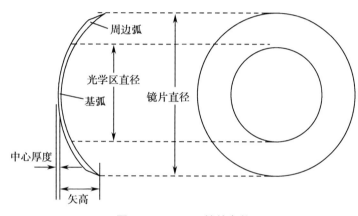

图 3-1-1　RGP 镜的参数

6. **镜片直径**　指镜片边缘两对应点之间最大的直线距离，以毫米（mm）为单位。

7. **屈光力**　指镜片折光率的定量参数——光度。与镜片光学区内、外表面曲率半径，中心厚度、折射率等因素有关。

8. **厚度**　镜片内外表面之间的垂直距离，以毫米（mm）为单位，分为中心厚度、旁中心厚度和边缘厚度。镜片过薄影响镜片的可操作性、耐用性（相对容易碎裂）和角膜散光的矫正；镜片过厚可影响镜片的透氧性、舒适性和稳定性。

9. **矢高**　指镜片内表面几何中心到镜片直径平面之间的垂直距离（图 3-1-2）。

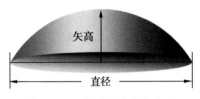

图 3-1-2 镜片的直径与矢高

增加矢高使配适变紧,降低矢高使配适变松。保持镜片直径不变,增大基弧(使镜片变平坦),可降低矢高(S);减小基弧(使镜片变陡峭),可增加矢高。保持镜片基弧不变,增大直径(D),可增加矢高(S);减小直径,可降低矢高(图 3-1-3)。

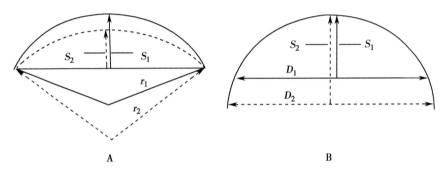

图 3-1-3 矢高与基弧和直径的关系

A. 直径不变 $r_1 < r_2$ $S_1 > S_2$ B. 基弧不变 $D_1 < D_2$ $S_1 < S_2$

三、RGP 镜的设计分类

依据日常工作运用,我们将 RGP 镜依据中央光学区设计不同分为两个大类:球面 RGP 镜和复曲面 RGP 镜。

球面 RGP 镜指镜片光学区后表面为球面,即镜片光学区后表面曲率,即基弧,是唯一的。这种设计对正常角膜和 3.00D 以内的角膜散光有很好的矫正效果。复曲面 RGP 镜,镜片光学区后表面为复曲面(椭圆面),在两条主子午线上分别有不同的基弧,所以复曲面 RGP 镜有两个基弧值。复曲面 RGP 镜在大角膜散光上可获得稳定的配适效果,对角膜散光有更好的屈光矫正优势,使散光患者的视觉质量更佳。按复曲面设计的位置不同,分后复曲面 RGP 镜和双复曲面 RGP 镜。

球面 RGP 镜设计中,为了使镜片边缘与角膜逐渐平坦的周边匹配,设计时,镜片的边缘也逐渐平坦化。如果镜片边缘的曲率变化是由多个曲率半径逐渐变大的弧段构成,在后表面形成多个节点,就称为超多弧设计;如果镜片边缘的曲率变化，在前后表面都是连续、渐变的，就称为双非球面设计（图 3-1-4）。所以，我们平时说的超多弧设计和双非球面设计，是按镜片边缘设计不同来分类的，但中央光学区都属于球面 RGP 镜。RGP 镜的设计分类见图 3-1-5。

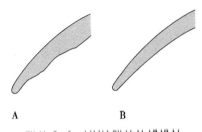

图 3-1-4 RGP 镜的边缘设计
A. 超多弧设计；B. 双非球面设计

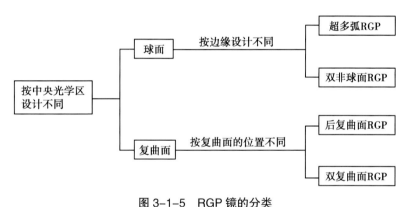

图 3-1-5 RGP 镜的分类

四、RGP 镜配戴与泪液透镜

接触镜后表面与角膜前表面之间的泪液构成的液态透镜称泪液透镜。对于 RGP 镜来说泪液透镜的光学效果根据配适特征而定（图 3-1-6）。

当配戴球性 RGP 镜时，如果镜片中央曲率较角膜平坦，则泪液镜相当于负透镜；如果镜片中央曲率比较陡峭，则泪液镜相当于正透镜；如果镜片是匹配角膜配适的，则为平光泪液镜。镜片基弧与角膜曲率度数相差 0.05mm 时，会产生约 0.25D 的泪液透镜。另外，如果镜片发生偏心，泪液镜还会产生棱镜效应。

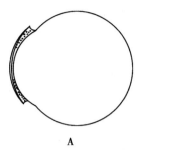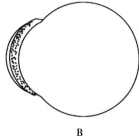

图 3-1-6　泪液透镜

A.负泪液镜；B.正泪液镜

第二节　RGP 镜的适配者选择

RGP 材料透气性高，戴镜时泪液交换充分，配戴安全性高，而适应证比较宽。2012 年中华医学会眼科学分会眼视光学组在国内进行了调查研究，根据国内的情况并参考国外的经验，经过充分讨论，形成硬性透气性接触镜临床验配专家共识。其中提出：

RGP 镜适应证：

1. 顾客年龄　RGP 镜适用于有需求而又无禁忌证的**任何年龄**顾客。年龄过小或过大者，因存在对问题察觉敏感性或操作依从性问题，建议增加对安全性的监控。

2. 近视、远视、散光、屈光参差　其中高度近视、远视和散光可优先考虑选择。

3. 圆锥角膜及角膜瘢痕等所致的高度不规则散光。

4. 眼外伤、手术后无晶状体眼。

5. 角膜屈光手术后或角膜移植手术后屈光异常。

6. 青少年近视快速进展者。

7. 长期配戴软性角膜接触镜出现缺氧反应或引发巨乳头性结膜炎，而又无法放弃接触镜者。

RGP 镜非适应证：

1. 眼表活动性疾患或影响接触镜配戴的全身性疾病等所有接触镜禁忌证。

2. 长期处于多风沙、高污染环境中者。

3. 经常从事剧烈运动者。

4. 眼睛高度敏感者。

临床工作中，筛选合适的配戴者是验配成功的第一步，验配师可参照上述适应证和非适应证标准遴选顾客。注意，不适合的对象不可勉强验配。

第三节　医患沟通：如何向适配者（家长）介绍 RGP 镜

硬性高透气性角膜接触镜（RGP 镜）不像软性角膜接触镜那样被市场熟知，在实际工作中，向患者或顾客推荐介绍 RGP 镜也是一种必须掌握的技能。除了要求验配师对 RGP 镜的特点了解和熟悉外，推荐的方式和技巧、语言的逻辑性同样重要。

一、框架眼镜与接触镜的优势

与框架眼镜相比，角膜接触镜在屈光不正的光学矫正上有独特的优势，包括：视野真实；棱镜效应小；对双眼集合的影响小；无眩光；放大率小、视物真实；运动时安全、方便。

（一）视野真实

戴框架眼镜时，配戴者由于受到框架、镜片类型的影响，视野会发生改变，负透镜镜片使得戴框架镜后的注视视野扩大（图 3-3-1），而正透镜镜片使得戴框架镜后的注视视野缩小（图 3-3-2）。而戴接触镜时，视野与裸眼视野基本相同。

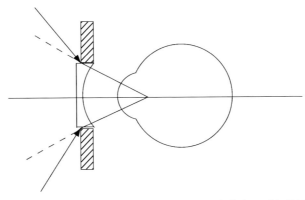

图 3-3-1　戴负透镜镜片后视野扩大，周边产生环形复像区

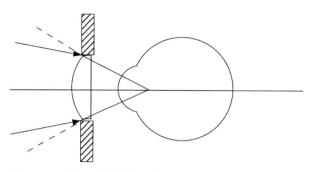

图 3-3-2　戴正透镜镜片后视野缩小，周边产生环形盲区

（二）棱镜效应非常小

戴框架眼镜看近物时，由于视线向内而偏离眼镜光学中心产生棱镜效果，改变会聚需求。负透镜镜片产生 BI（底朝内）的棱镜效果，可减少对会聚的需求（图 3-3-3）；正透镜镜片产生 BO（底朝外）的棱镜效果，增加对会聚的需求（图 3-3-4）。角膜接触镜与角膜相贴附并跟随眼球运动，其光学中心与视轴基本保持一致，棱镜效应非常小，看近物时几乎与裸眼相同，对会聚需求几乎无影响。

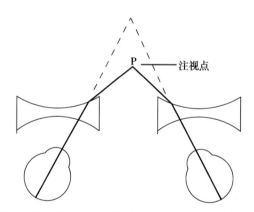

图 3-3-3　框架负透镜镜片产生 BI 的棱镜效果，减少对注视点 P 的会聚需求

（三）无眩光

戴框架眼镜时，光线在镜片表面和镜片内反复反射和折射而产生眩光（图 3-3-5），影响视觉质量。角膜接触镜由于与角膜相贴基本上没有框架眼镜的眩光现象，视觉质量更好。

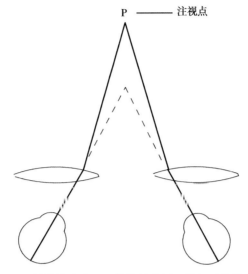

图 3-3-4 框架正透镜镜片产生 BO 的棱镜效果，增加对注视点 P 的会聚需求

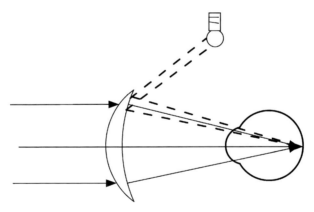

图 3-3-5 戴框架眼镜时产生眩光

（四）放大率非常小、视物真实

眼镜放大倍率定义为：屈光不正眼戴矫正眼镜视远物所成视网膜像的大小与不戴矫正眼镜看同一物体时视网膜像大小的比值。其计算公式为：

$$M=\frac{1}{1-dF}$$

式中，M 为眼镜放大倍率，F 为矫正镜片的光度，d 为镜片后顶点至眼物方主点的距离。由上式可以看出，对于正透镜而言，眼镜的放大倍率总是大于 1（视物放大），对于负透镜而言，眼镜的放大倍率总是小于 1（视物缩

61

小）。简单地说就是镜片距离眼睛越远，放大效应越明显。图 3-3-6 中，把一 +9.00D 的正透镜置于眼前一臂距离，透过镜片所见物像明显放大；图 3-3-7 中，把一 -9.00D 的负透镜置于眼前一臂距离，透过镜片所见物像明显缩小。

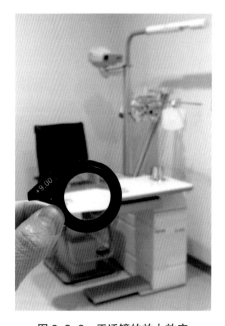 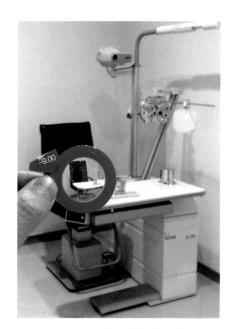

图 3-3-6 正透镜的放大效应　　　　图 3-3-7 负透镜的缩小效应

使用接触镜矫正屈光不正眼时，接触镜的后顶点至眼物方主点之间的距离很小，忽略不计时，$M=1$，接触镜的放大倍率与框架眼镜的放大倍率的比率为：

$$\frac{M_c}{M_s}=\frac{1}{\dfrac{1}{1-d_sF_s}}=1-d_sF_s$$

式中，M_c 为接触镜放大倍率，M_s 为框架眼镜放大倍率，d_s 为框架眼镜的镜眼距，F_s 为框架眼镜的光度。

由上式可以看出，对于远视眼，需用正透镜矫正，此时接触镜放大倍率与框架眼镜的放大倍率的比率小于 1，即接触镜矫正比框架眼镜矫正所见物像要小；对于近视眼，需用负透镜矫正，此时两者比率大于 1，即接触镜矫正比框架眼镜矫正所见物像要大。

所以，接触镜放大（缩小）倍率比框架眼镜小很多，利于屈光参差者双眼融像，减少立体失真感觉。

（五）运动时安全、方便

除了获得更好的视觉质量外，配戴接触镜在运动时安全、方便。不会出现因框架眼镜镜架、镜片破裂而导致面部外伤和眼球穿通伤；可同时配戴防风镜、太阳镜或护目镜；镜片很少滑脱，不起雾，不受汗水、雨水的影响。

二、RGP 镜在儿童远视性弱视矫正中的应用优势

RGP 镜在儿童远视性弱视矫正中的应用优势归纳总结于表 3-3-1。

表 3-3-1　RGP 镜与框架镜矫正远视性弱视的效果比较

		RGP 镜	框架眼镜
1	放大率	非常小、视物真实	大，光度越高放大率越大；视物不真实
2	视力矫正	对合并高度散光的屈光不正矫正效果常常高于框架镜	—
3	视物时的视觉效果	接近裸眼视物的效果	镜片厚，透光率变低；像差大，周边视物变形；物像放大，失真
4	视野	与裸眼视物效果基本相同	视野缩小，周边产生环形盲区，度数越高越明显
5	成像质量	高	差
6	配戴持续性	因不容易摘戴，患儿能持续戴镜，治疗效果更好	因戴镜后视觉效果差，弱视治疗初期戴框架镜时矫正视力提高不明显，患者常常不愿意戴镜
7	对屈光参差性弱视的治疗效果	对比敏感度、立体视明显高于框架镜；矫正视力提高有效率明显高于框架镜	—
8	弱视治疗效果	文献研究认为 RGP 治疗效果更好，尤其是屈光参差性弱视	相对差

续表

		RGP 镜	框架眼镜
9	辐辏需求	几乎与裸眼相同	中、高度远视常常伴随内隐斜、内斜视、高 AC/A；对于这一类内隐斜 / 内斜眼位的患者，戴正镜框架镜看近时，可以产生 BO 的棱镜效果，减少负融像性聚散的需求，缓解视疲劳
10	放大率对阅读的影响	放大率几乎与裸眼相同	放大率高，对视标的视角放大，更容易阅读
11	验配技术要求	相对高	容易验配
12	异物感	初戴镜时有异物感，需要适应	无
13	日常护理	摘戴护理相对复杂	简单
14	配戴操作时间	相对费时	快捷方便
15	安全性	相对框架镜有风险，但风险低于一般软性角膜接触镜，微生物感染风险约 1/10 000	安全，几乎无风险
16	经济成本	相对高	低
17	家长付出的关注度	高，家长需要参与患者的摘戴镜和护理卫教	相对低

　　表 3-3-1 中 1~8 项的绿色标注区是 RGP 镜优于框架镜的特点；9~17 项的黄色标注区是 RGP 镜不如框架镜的特点，二者各有利弊。既安全，又方便，又便宜，治疗效果又好的弱视治疗手段是没有的。从弱视的治疗效果而言，我们更倾向于应用 RGP 镜进行矫正。

　　另外，有也人说软性角膜接触镜也可以做远视性弱视矫正。但实际上软性角膜接触镜无法做高度远视的接触镜。即使能做，中央的厚度也会变得很厚（正镜是中央厚周边薄），会影响 DK/L。配戴这样的软性角膜接触镜，角膜很容易缺氧，所以软性角膜接触镜不是矫正远视性弱视患者的首选工具。

三、RGP 镜与软性角膜接触镜的特点比较

　　RGP 镜与软性角膜接触镜各有特点，总结于表 3-3-2，验配师应熟悉并根

据患者 / 顾客的眼睛情况和用眼需求做介绍和推荐。

表 3-3-2 RGP 镜与软性角膜接触镜的特点比较

	RGP 镜	软性角膜接触镜
含水性	含水量极少，泪液中的细菌、蛋白等不容易吸收到镜片内，眼睛不容易感染	含水量大，镜片像海绵一样会吸收水分。泪液中的细菌、蛋白等容易被吸收到镜片内，久而久之容易引起眼睛干、过敏或感染
泪液交换	每次瞬目时镜片在角膜表面活动，使泪液能有效冲洗镜片及后面的角膜组织，保护眼睛	由于直径大，瞬目时镜片活动度很小，泪液不能有效冲洗镜片后的组织，容易使代谢物聚集，引起炎症反应
透氧性	非常高，DK 值 80~150，不易发生角膜缺氧并发症	长时间配戴低 DK 值材料的软性角膜接触镜会使角膜慢性缺氧引起并发症
过夜配戴	透氧性非常高，可以在医生指导下过夜配戴	低 DK 值材料的软性角膜接触镜不可过夜配戴
矫正复杂屈光状况	矫正效果非常好，对散光的矫正效果尤其显著。可有效矫正高度散光、不规则散光、甚至圆锥角膜等复杂屈光状况	矫正散光效果差，不能矫正不规则散光，无法矫正圆锥角膜等复杂屈光状况
镜片量身定做	是，根据配戴者的角膜曲率、角膜直径等定制	否，一般多是标准化产品
镜片寿命	长，一般可使用 1~2 年	抛弃型镜片使用周期短；长戴型镜片可使用 1 年，但配戴不如抛弃型镜片健康
护理要求	低，镜片不容易吸收蛋白质，容易清洗	高，镜片容易吸收蛋白质和代谢废物，不容易清洗干净
异物感	早期明显，一般 1 周后适应	早期不明显，长时间戴镜后明显
验配技术要求	高	低
花费	短期大，长期少	短期少，长期大

四、推荐 RGP 镜的医患沟通案例

向患者 / 顾客推荐 RGP 镜除了需要扎实的理论知识，同样也需要交流沟通的艺术。推荐的逻辑性很重要，从患者的眼睛检查特点和用眼需求入手，逐渐说明为什么要戴接触镜，戴接触镜的好处，说明戴 RGP 镜的好处而最终达成推荐目的（图 3-3-8）。

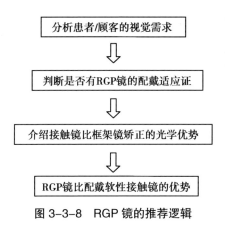

图 3-3-8 RGP 镜的推荐逻辑

下面以实际的案例来说明。

案例一

患者：医生我的近视这么高都 800 度了，怎么办？

医生：你是经常坐办公室的年轻白领，又是女孩子，配戴一种硬性的隐形眼镜——RGP 镜比较合适。

患者：硬性的隐形眼镜吗？硬的可以戴吗？会不会伤害角膜？

医生：先说说为什么你不适合戴框架眼镜吧！第一，你近视度数高，戴框架镜看东西会缩小很多（用高度数的近视试戴插片展示视物缩小的问题，如图 3-3-7），视野不真实，还会有复像区（此时可以展示图 3-3-1 说明，或者自己画图解释），而戴接触镜不会这样；第二，戴框架镜容易眩光，视觉质量不如接触镜好；第三，你年轻，经常有运动的需求，戴接触镜比框架镜方便。

患者：我周围很多同事都戴隐形眼镜的，我可以接受，但她们都是戴软性隐形眼镜的，硬性角膜接触镜没听说过，怕不安全。

医生：对于你来说，硬性的 RGP 镜更适合。要知道近视眼镜都是中间薄而周边厚的，度数越高，周边越厚，隐形眼镜也是一样的。如果都一样厚，那不是变成了没度数的平光镜了。你的近视度数高，所以戴软性角膜接触镜的话，

周边的镜片也是很厚的。软性角膜接触镜吸水，也吸收泪液中的很多蛋白质、代谢废物等污物，越厚吸收得越多，而且水分也吸收得多。你天天对着电脑，瞬目少，泪液蒸发大，戴软性角膜接触镜很容易眼睛干涩不适的，镜片吸收的污物也容易引起过敏和感染（它就像一块洗碗布一样，不容易洗干净）。RGP 镜几乎不含水，就像一个瓷碗一样，表面的污物很容易洗干净，不存在这个问题。同时，软性角膜接触镜直径大，在角膜表面几乎无活动，泪液交换差。而 RGP 镜片直径小，镜片活动度好，泪液交换好。

　　患者：泪液交换好有什么用？

　　医生：我们说"流水不腐，户枢不蠹"，意思是流动的水才不会臭，泪液交换好，意味着泪液可以不断交换、冲洗、置换着镜片和角膜间的泪液，流动了就不臭，不会导致眼睛发炎，配戴更安全。有的 RGP 镜片，几可以白天戴晚上摘，也可以过夜戴镜而不影响眼健康。

　　患者：硬性的隐形眼镜会不会戴着异物感很严重？

　　医生：配适合适的 RGP 镜在配戴初期会略有一些异物感，但会很快适应的。刚才看了你的眼表情况很好，估计 1~2 天就适应了，之后不会感觉到眼睛里怎么有一片硬镜了，而且硬性角膜接触镜是越戴越舒适的。

　　患者：这种 RGP 镜多少钱？

　　医生：RGP 镜有不同的品牌、材料和设计，因此价格也不同，它们各有特点。你如果需要长期戴镜，甚至想过夜戴镜，而且初次戴镜就比较舒适的，就用 A 品牌的 RGP 镜吧，价格是 ×× 元，从长期戴镜的角度来看，戴 RGP 镜比戴软性角膜接触镜还便宜些。

　　患者：好的，我听医生的，戴 RGP 镜吧，有什么要注意的呢？

　　医生：RGP 镜片设计精密，而且是硬性的接触镜，这里有一份 RGP 镜验配的知情同意书和验配协议，上面有相关的注意事项，请仔细阅读，如果同意后要签个字。

　　本案医患交流特点　从患者的检查结果——高度近视入手，先说接触镜比框架镜好，再说硬性角膜接触镜比软性角膜接触镜好，并从不含水、泪液交换的角度说明 RGP 镜与软性角膜接触镜比较后的优势。现在也有由透氧性（DK 值）很高的材料制作的软性角膜接触镜，所以不用以 DK 值为差异化特点来介绍。从光学矫正效果和配戴 RGP 镜的健康性作推荐，避免过多的说镜片价格，患者更容易接受。

案例二

　　家长：孩子验光结果出来了，说是散光很大有 300 度散光，孩子才 9 岁啊，怎么办？怎么会这样？

医生：散光是由基因决定的。正常的黑眼球（角膜）像乒乓球一样圆，而你的孩子角膜像一个橄榄球了，不圆，所以出现了散光。（这时展示角膜地形图给家长看，对比正常的角膜地形图和孩子高散光角膜地形图的差异。）你看他的角膜地形图表现为非常明显的"蝴蝶型"，而且检查数据也提示角膜高度散光，看这里 dk 值 3.55D，说明是 355 度的散光。这个是发育的问题，就像有人圆脸，有人方脸一样，这不是病，是发育的问题。

医生：（从镜片箱拿出一个 –6.00D 的散光镜片来，用更大的散光镜片，展示效果更明显。）你看，这个就是散光镜片，散光镜片就是在不同的方向上的近视度数不同（同时用这个 –6.00D 的散光镜片演示给家长看）。比如水平方向没有近视，垂直方向有 600 度近视，这就是 600 度散光，孩子戴框架眼镜就得戴这样的眼镜了。我们知道戴近视眼镜看东西是会缩小的，你也戴着近视眼镜，很有体会的吧。所以戴这眼镜时，水平方向不变化，而垂直方向缩小，看人时，就把人看成矮胖型的了；如果散光是垂直向的，看人就成瘦高的了；如果散光不在水平，也不在垂直而是在一个斜的方向，那更不好了，视物会"斜向变形"（用镜片放在家长眼前展示散光镜片的成像效果，图 3-3-9）。孩子戴这样的眼镜，像差大且视觉质量差，影响大脑融像，影响视力发育，而且因为视物是变形的，戴镜也不舒服，散光越大越明显。

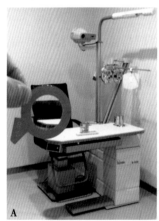 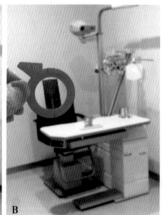 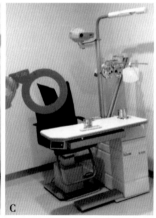

图 3-3-9 不同散光轴向的视物效果

A. 散光轴向在水平方向视物为"矮胖型"；B. 散光轴向在垂直方向视物为"瘦高型"；
C. 散光轴向在斜的方向视物为"斜向变形"

家长：（接过插片用的散光片看看）还真是。

医生：所以，我们一定要解决框架散光眼镜的这个问题，让孩子看东西不变形。用一种硬性的隐形眼镜（RGP 镜），就像一个圆球形的镜片罩在孩子的椭圆形、橄榄球样的角膜上，不圆的角膜也就变圆了。看东西不会变形，视力会很好，也不晕。

家长：孩子这么小，戴隐形眼镜安全吗？

医生：没问题的，RGP 镜很安全，2 个月的婴儿到 90 岁老人都可以用。那些先天性白内障的孩子，很小（一般在 1 岁以内）就做了白内障手术，没有安装人工晶状体而视力很差，又无法戴框架眼镜，就是戴这种 RGP 镜，否则会弱视的。我理解你担心安全性的问题，但我得说有些人比你还关心，第一，国家药监局，如果这个是有害的不健康的，是不可能允许生产和进入市场的。其实 RGP 镜是临床上很常用的医疗器械，很多弱视的或者更小的儿童都在配戴，你家孩子这个年龄是没有问题的。第二，我们比你更关心安全问题。所以要做如此多的检查流程：角膜地形图、试戴、染色评估、我们要确认戴镜后眼睛都无任何损伤，角膜完好，矫正视力好等，确认安全了才会给他验配的。你看，这么多孩子排着队的都是做硬性角膜接触镜的。

家长：戴这个 RGP 镜后他的散光就没有了？

医生：戴一段时间后，因为 RGP 镜有一定的塑形作用，散光还会减少点，但不会消失的。我们给他戴 RGP 镜的目的也不是为了消除其角膜散光，而是为了给他获得更好的屈光矫正效果，提高视觉极限。你看他现在如果戴框架眼镜的话，按验光结果，双眼视力可以矫正到 1.0-，但是如果戴 RGP 镜后，随着视觉质量提高，孩子的视觉还在发育期，也许矫正视力还可以提高到 1.2，甚至 1.5 呢。就是说戴框架眼镜，视力 1.0-，戴 RGP 镜视力 1.2，甚至 1.5，你选哪个？

家长：RGP 镜片每天晚上都要取下吗？

医生：也不一定，我们会根据他的试戴评估情况决定。如果条件好、配适满意的，可以连续数日才取下一次。平时戴着睡就好，没关系。但还是要每天清洗，就是清洗完了马上又戴回。在美国高透氧的 RGP 镜获得 FDA 批准可以连续戴 30 天的。

家长：这个 RGP 镜多少钱呢？

医生：RGP 镜有不同品牌，价格不同。A 品牌设计好、材料好，初戴镜就舒适度好，容易适应，很安全，但贵一些。我认识一个老人，连续戴 A 品牌的 RGP 镜 30 年，效果都很好。B 品牌的材料湿润角大一些，舒适度不如 A 品牌，但适应后也会很好，价格比 A 品牌便宜。（这时需要详细了解不同品牌的材料、设计等的差异，以解释不同品牌的差异和配戴效果，可举例说明。）

家长：好的，那我就选 A 品牌吧。

医生：RGP 镜片设计精密，而且是硬性的角膜接触镜，还有些情况是您需要注意和了解的，这里有一份 RGP 镜验配的知情同意书和验配协议，请仔细阅读，如果同意后要作为孩子的监护人签个字。

　　本案医患交流特点　从孩子的角膜散光大入手，提出散光大的危害，解释配戴RGP镜的好处，而不是先介绍RGP镜产品如何；对于家长对安全性的担心，则通过先天性白内障婴儿的RGP镜验配案例来证明RGP镜的安全性，所以家长很容易接受。

　　实际工作中，我们遇到的患者/顾客的情况是千变万化的，其实也很难有统一的推荐模式来生搬硬套，需要一定的积累才能做好，掌握以下推荐要素是基础：

　　（1）扎实的理论知识。

　　（2）清晰的推荐逻辑，从患者/顾客的用眼需求和检查结果着手介绍和推荐。

　　（3）按RGP镜的适应证选择适合的患者/顾客更容易成功，如：需要连续过夜戴镜、高度近视眼、散光、远视眼、屈光参差眼、轻度干眼、圆锥角膜者，RGP镜更有优势。

　　（4）结合图片（也可自己随手画图，更显专业性）和实物（高度镜片、散光镜片等）现场演示。

　　（5）对RGP镜的品牌、设计、材料、价格等非常熟悉。

　　（6）设计合理的知情同意书和验配协议。

第四节　球面设计RGP镜验配流程

　　RGP镜是接触镜，是"硬性"的，其材料、设计与软性角膜接触镜不同，所以验配流程与软性角膜接触镜也有较大差别。按流程规范做验配，可以最大化地提高验配效率和减少并发症。RGP镜的验配流程可总结如下（图3-4-1）。

一、问诊和眼部健康检查

　　验配RGP镜片首先在于选择合适的配戴者，查明配戴者有无配戴禁忌证。所以应首先进行以下的问诊和检查。

　　（1）配戴者的一般情况：包括年龄、性别、职业、工作性质和工作环境、嗜好、休闲方式、体育运动、是否吸烟等。

　　（2）配戴者的全身情况：有无免疫性疾病、心理素质等。

　　（3）配戴者的眼部疾患史。

　　（4）配戴者配镜的目的、动机和对视力的需求。

（5）戴镜史：尤其是角膜接触镜配戴史；既往角膜接触镜配戴出现或存在的问题。

（6）进行眼部的常规裂隙灯检查，了解配戴者眼睑、结膜、角膜以及泪液的情况。

（7）对于高度近视者，应散瞳仔细检查眼底，并进行详细的记录。

以上的情况通常通过问诊获得。问诊的步骤和要求和软性角膜接触镜验配类似。

另外，验配前还要告知配戴者有关RGP镜配戴适应期可能出现的症状、不良反应及注意事项，并获取配戴者的知情同意，一般需要配戴者签署知情同意书（见附件一）。

二、眼部相关参数的测量

临床上RGP镜的验配通常采用试片法，通过眼部数据测量，选择试戴镜进行试戴，通过动态和静态评估，从而获得满意配适的镜片参数，进行定片。而眼部数据的测量则是成功验配的基础，一般包括以下内容：

1. **角膜曲率** 角膜曲率可使用角膜曲率计和角膜地形图来测量。RGP镜的验配基本使用角

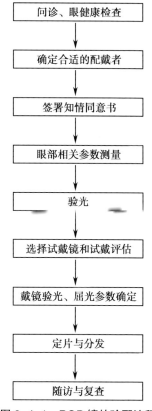

图3-4-1 RGP镜的验配流程

膜曲率计测量的值。角膜曲率计仅仅测量角膜中心3mm范围的水平和垂直子午线的曲率半径，而使用角膜地形图可以更完整的反映角膜的全貌。尤其是对圆锥角膜和其他不规则散光角膜的RGP镜验配更具有指导意义。

用角膜曲率计测量角膜中央区约3mm范围两个主子午方位的曲率半径或屈光力。两个主子午线方向各测量3次，取平均值，可得到角膜曲率的平坦K值和陡峭K值。一般RGP镜的验配依据是平坦K值（常称为K读数或平坦K），试戴镜基弧的选择基于角膜曲率半径来选择。

2. **角膜直径** 一般采用通过角膜可以看到的虹膜的范围来表示角膜直径，所以所测的值称为虹膜可见直径，验配RGP镜时通常测量的是角膜水平直径，即虹膜水平可见径（HVID）。测量时，使用裂隙灯目镜标尺或瞳孔尺在极低照度条件下测量瞳孔直径。瞳孔直径的一般为2.0~5.0mm，平均4mm。使用角膜地形图的测量工具进行测量准确性更高，临床上更多的是使用角膜地形图测量。

RGP镜片在角膜面上的移动范围较大，为了避免镜片移动时非光学区移动到瞳孔区引起眩光，必须使镜片的光学区直径比瞳孔直径大2mm以上。由于

镜片的光学区直径取决于镜片的总直径,所以瞳孔直径间接影响镜片总直径的选择。

3. **睑缘的位置** 瞬目时睑缘对镜片的稳定附着影响很大。按双眼平视前方时上下睑缘和角膜的形态关系,我们把眼睑的形态分为匀称型、上低型、下高型、下低型、小睑裂5类。做硬性角膜接触镜前,应先观察配戴者的眼睑形态,并记录。

上睑遮盖上方角膜2mm时,称为匀称型(图3-4-2 A);上睑位置低,遮盖至上方瞳孔缘时,称为上低型(图3-4-2 B);下睑位置高,遮盖下方角膜时,称为下高型(图3-4-2 C);下睑位置低,不遮盖下方角膜且与下方角膜缘有一定距离而暴露部分下方巩膜时,称为下低型(图3-4-2 D);睑裂小,上下方角膜都被睑缘遮盖,称为小睑裂(图3-4-2 E)。

如果上睑位置低,并覆盖较大部分角膜,上睑附着可获得较好的配戴关系;如果上睑较高,下睑的位置对镜片尤为重要。下睑位置较高将推移镜片向上,需要小直径或中直径的镜片;小睑裂瞬目时将使镜片固定在上方,需要选择小直径镜片,通过表面张力以保持镜片的中心定位。

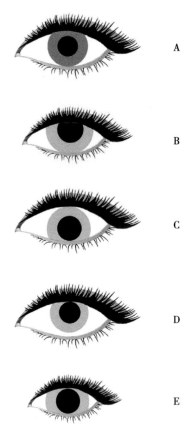

图 3-4-2 眼睑形态分类
A.匀称型;B.上低型;C.下高型;
D.下低型;E.小睑裂

4. **睑裂高度** 睑裂高度的测定:被测者向前自然平视,将直尺垂直放置于被测眼前方。以不触到睫毛为度。使直尺的零位对准上睑缘,从下睑缘所对刻度读取并记录睑裂宽度(图3-4-3)。选择RGP镜片的直径应比睑裂的高度大1.0~1.5mm。

5. **眼睑的张力** 眼睑的张力可分为松、中、紧三种。眼睑的张力没有仪器设备来测量,也没有客观指标来反映。临床上,我们根据手法翻转眼睑时的手感来做眼睑张力的间接判断。戴镜者向前自然平视,用拇指和示指捏住其眼睑皮肤,轻轻提拉,做出翻转上眼睑动作。根据翻转上眼睑过程中,眼睑与角膜的附着力判断眼睑的弹性:如无附着阻力,上眼睑容易翻转,则为眼睑松弛;如眼睑与角膜面贴合紧致,上眼睑不易翻转则为眼睑紧致;介于两者之间者为松紧适度。

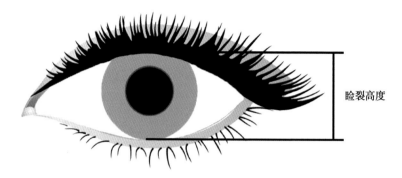

图 3-4-3　睑裂高度

上眼睑的张力在很大程度上影响镜片的配适，偏紧的眼睑将会拉镜片向上或挤压镜片向下，较松的眼睑将会使镜片向下移位。

6. **瞬目频率**　正常的瞬目频率为每分钟 10~15 次。如果完全的瞬目仅占 10%~15%，可视为 RGP 镜配戴的相对禁忌证。

三、验　　光

主觉验光后得到的散光值是以眼镜平面为原点的眼的总散光，通过顶点转换可换算为角膜前顶点平面的散光，角膜曲率计测定的散光值为角膜前表面中心的散光值，即角膜散光。临床上常常将换算后的角膜前顶点平面散光（角膜面为原点的眼的总散光）和角膜曲率计测定的散光（角膜散光）的差值作为内在散光（residual astigmatism），即角膜前表面以外的眼内在散光。准确的验光，对于内在散光的计算和镜片屈光力确定非常重要。

内在散光可使用下列公式计算：内在散光 = 角膜前顶点平面总散光 − 角膜散光。例如一验光结果为 −6.00DS−3.50DC×180 的处方，计算其内在散光的步骤是：

（1）光学十字分解屈光力为：−6.00D@180　−9.50D@90。

（2）做镜眼距离换算后为角膜前顶点平面屈光力：−5.50D@180　−8.50@90。

（3）计算角膜前顶点平面总散光为：−8.50−（−5.50）=−3.00D。

（4）镜眼距离换算后，角膜前顶点平面处方为：−5.50DS−3.00DC×180（图 3-4-4）。

（5）角膜曲率焦度测量结果：43.25@180　46.75@90。

（6）角膜散光为：43.25−46.75=−3.50D。

（7）内在散光 = 角膜前顶点平面总散光 − 角膜散光：（−3.00）−（−3.50）= +0.50D。

注意，当两主子午线屈光力未超过 4.00D 时，可不做角膜前顶点平面散光换算。

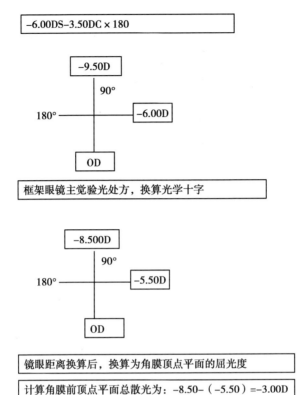

图 3-4-4 角膜前顶点平面处方的计算

内在散光不大时，可以采用球面设计 RGP 镜验配；而当内在散光过大（一般大于 1.00D）时，采用球面 RGP 镜配戴后会暴露内在散光，而影响矫正视力，要考虑采用复曲面 RGP 镜验配。

四、选择试戴镜和试戴评估

"硬性"的材质要求 RGP 镜的基弧和角膜曲率间有良好的配适关系，所以荧光配适评估是 RGP 镜验配中的重要环节。首先根据前面测定的数据和验光结果选择试戴镜，进行评估，然后根据评估结果进行调整，直到使用试戴镜获得满意的配适结果。

最常见的试戴镜为 20 余片不同曲率半径，光度为 –3.00D 的镜片，镜片直径为 9.2mm 或 9.6mm，光学区直径为 8.0mm。临床中，应该选用定制厂家提供的与定制片材料相同的试戴镜。

1. 镜片直径的选择 典型的 RGP 镜片分为三类：大直径镜片，≥ 9.2mm；

中直径镜片，8.8~9.2mm；小直径镜片，8.0~8.8mm。镜片直径的选择取决于以下几个因素：

（1）配戴者眼睑的情况：镜片理想的配适应在配戴者注视正前方时，镜片的上边缘略置于上睑之下，镜片的下边缘恰与下睑缘平齐，所以选择镜片的直径应比睑裂的高度大 1.0~1.5mm。

（2）角膜和瞳孔的直径：镜片总直径通常选择小于虹膜可见径 2mm 的试戴镜；后光学区直径应大于在暗环境下瞳孔的直径。

（3）配戴者的屈光力：远视和高屈光度的配戴者应选择较大总直径和后光学区直径的试戴镜。

（4）同时也要考虑角膜曲率、眼睑张力等因素。

2. 镜片基弧的选择　镜片基弧选择的基本目的是为了获得镜片与角膜中心、旁中心部最佳配适关系。首先根据角膜的曲率半径选择试戴镜的基弧。根据平 K 值和陡 K 值计算出角膜散光值（△K）。然后根据角膜曲率的平 K 值、角膜散光值、镜片直径等因素选择第一片诊断性试戴镜的基弧。

（1）查表法：方法如表 3-4-1 所示。一般来说，生产商会提供该品牌的 RGP 试戴镜选片参考表，按相应的品牌查阅对应的表格选片。不同品牌生产商的 RGP 镜设计各有特点，所以实践中我们更多的是应用查表法。

表 3-4-1　RGP 试戴镜基弧的选择表

角膜散光（D）	0.00~0.50	0.75~1.25	1.5	1.75~2.00	2.25~2.75	3.00~3.50
试戴镜基弧	平 K 值 −0.50~−0.75	平 K 值 −0.25~−0.50	平 K 值	平 K 值 +0.25	平 K 值 +0.50	平 K 值 +0.75

例如：患者的角膜曲率是 42@180、43@90，其角膜散光是 43−42=1.0D，查阅表 3-4-1 中，角膜散光 1.0D 落在 0.75~1.25D 区间，对应的试戴镜基弧是：平 K 值 −0.25~−0.50。选择的第一片试戴镜基弧就是：42−0.25=41.75D（取比平 K 还平 0.25D），换算为曲率半径就是 337.5÷41.75=8.08mm ≈ 8.1mm，所以我们选用基弧为 8.1 的试戴片试戴。

（2）计算法：角膜散光的值 ≤ 1.50D 时，选角膜平坦子午线曲率半径值或平坦曲率半径值加 0.05mm；当角膜散光 >1.50D 时，选角膜平坦子午线曲率半径值减 0.05~0.15mm。

例如：患者的角膜曲率是 42/8.04@180、43/7.85@90，其角膜散光是 43−42=1.0D ≤ 1.50D，所以我们选择 8.04+0.05=8.09 ≈ 8.1mm 基弧的试戴镜试戴。

75

根据上述方法获得试戴镜的基弧值，再根据镜片直径进行调整。如果镜片直径较大，加大基弧（放松镜片配适）；镜片直径较小，减小基弧（收紧镜片配适）。

由于角膜曲率计的测量值仅反映角膜中央的情况，周边角膜的非球面的情况无法了解，所以需要试戴镜试戴评估后才能选择合适的镜片基弧，评估的方法见后。

如果角膜散光显著，超过 3.50D，就需要做复曲面设计的 RGP 镜。

3. RGP 试戴镜配适评估　戴试戴镜后，等 10~20 分钟待泪液稳定之后进行动态评估和静态评估。

（1）动态评估

1）瞬目运动：在其处于自然状态下时观察配戴者的瞬目运动情况。

2）镜片活动：配适适宜的情况下，眼球活动时 RGP 镜片的位置不应超越角膜缘部，自然瞬目状态下 RGP 镜片被牵引向角膜上方，然后下降稳定于中央略下方。这一活动应为十分规则的上下移动，不可过快或过缓。首先要多观察良好的配适所体现的移动速度，根据这一标准进行评价。当移动度偏小，或不顺畅时应考虑为陡峭配适（steep）状态，移动速度过快，而且左右转动时为平坦配适（flat）状态。

3）中心定位：能否稳定于角膜中心与矫正视力和舒适度关系密切，因为 RGP 镜片虽有移动但光学区必须覆盖住瞳孔区才能保证视觉质量稳定，而且 RGP 镜片边缘部分一旦移位于结膜上会产生明显的异物感。确认 RGP 镜片的中心位置，一要观察自然瞬目之后的静止位置，二要将上睑上提，用下睑推动 RGP 镜观察其移动速度和静止的位置。注意，当 RGP 镜片向下方移位时，即使是平行配适、甚至是 flat 配适，中央区也可见多量泪液存留而表现为"假性"的 steep 状态，所以一定要将 RGP 镜片置于角膜中心位置来观察配适。图 3-4-5 是同一镜片在下方和中央定位时的评估效果，镜片在角膜中央表现为平行配适，而在下方定位是表现为荧光"中央淤积"。

中心定位不良可能是配适不良，或是高度角膜散光造成，可通过评估来鉴别。顺规散光易上、下偏位，逆规散光易左、右偏位。

（2）静态评估：荧光素染色显像（fluorescein pattern，FLP）：戴 RGP 镜片状态下滴入荧光素，在钴蓝光照明下，清晰可见被染成绿色的泪液在角膜与镜片之间的分布以反映 RGP 镜片下的泪液状态，RGP 镜片与角膜的接触程度和范围，进而判断 RGP 镜片的配适。观察时需注意头的位置和瞬目应保持自然状态，在裂隙灯下使用低倍率观察，具体如下：

1）适量荧光素染色：过量，过少都不容易判断。明亮的场所不易观察，应在暗室中进行观察。

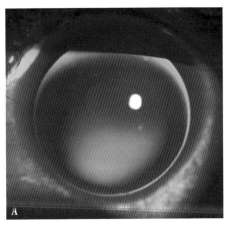
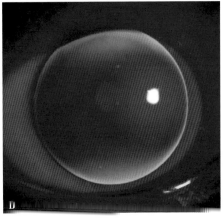

图 3-4-5 "假性" steep 状态

A. RGP 镜下方移位，表现为"假性" steep 状态；B. 把 RGP 镜片推到角膜中央，平行配适

2）染色方法：令患者向下方注视，将上睑提起，荧光素试纸接触上方球结膜的方法刺激较小，即使比较敏感的患者也容易接受检查。荧光素试纸容易被铜绿假单胞菌污染，使用前滴 1 滴生理盐水，并一次性使用。

3）中央区显像：观察 RGP 镜片中央区（光学区部分），可反映出 RGP 镜片与角膜顶点有无接触，有无泪液层存在，另外泪液层是否适当或过量。无明显角膜散光时，中央区 RGP 镜片与角膜处于适宜的平行状态，FLP 显现少量的均匀的泪液层存留（图 3-4-6）；若中央区出现鲜明的荧光显像，有多量的泪液存留，旁周边为一环形暗区，即 RGP 镜片边缘与角膜接触区域，为配适过紧（steep 状态）（图 3-4-7），这种情况下，常常镜片活动度少，泪液交换慢，荧光素在相对较长的时间后才消失；若中央区呈现一圆形暗区，相反旁周边出现一环形鲜明的绿色亮区，即泪液层存留，为配适过松（flat 状态）（图 3-4-8）。这种情况下，常常镜片活动度大，泪液交换快，荧光素在相对较短的时间后就消失。

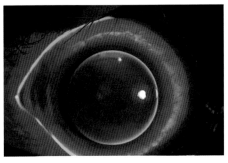
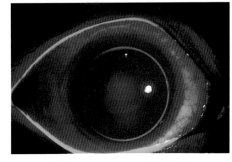

图 3-4-6 平行配适　　　　　图 3-4-7 steep 配适状态

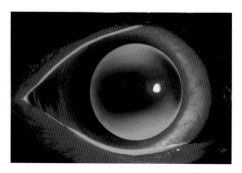

图 3-4-8 flat 配适状态

有角膜散光存在时，球面设计的 RGP 镜片不可能与角膜表面完全平行。以顺规散光为例，良好的配适下可见上、下方呈现亮区，泪液量较多，朝向中央、逐渐窄小、变细、颜色变淡，鼻侧、颞侧 RGP 镜片与角膜轻微接触，呈现暗区。

4）周边部显像：RGP 镜片周边部的斜边弧宽度（称为 bevel）与边缘自角膜面翘起的高度 EL（edge lift，EL，边缘翘起）对 RGP 镜片配适状态、RGP 镜片活动和泪液交换的影响明显（图 3-4-9）。根据 FLP，大约 bevel 为 0.6mm 比较适宜，bevel 过窄，虽然镜片中心定位好，但泪液循环较差，易出现充血压迫感，异物感，若 bevel 过宽，镜片活动度可加大，容易移位，并引起角膜上皮的表层损伤。一般通过调整 RGP 镜片基弧和直径，可获得良好的配适。有时需要进一步调整 RGP 镜片周边部设计（提高或降低斜边弧宽度或边缘翘起），进行适度的研磨修正。

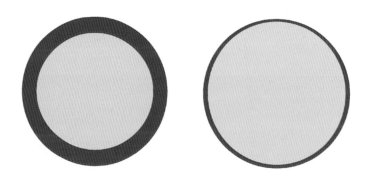

图 3-4-9 周边部的斜边弧宽度

A.周边部的斜边弧宽度（bevel）过宽；B.周边部的斜边弧宽度（bevel）过窄

五、戴镜验光、屈光参数确定

RGP镜片光度的确定是通过戴镜验光的方式获得的，所谓的戴镜验光（over refraction）是指配戴试戴镜后再进行验光，验光获得的度数为戴镜验光度数。球面设计的RGP镜的戴镜验光只需要进行球镜的验光，方法是不加任何柱镜镜片，先用正度数镜片雾视后，再用增加负度数球镜或减少正度数球镜来进行去雾视。获得最佳视力所加的最小负度数或最大正度数即为戴镜验光度数，该过程同验光技术中的MPMVA（maximum plus to maximum visual acuity 最正之最佳视力），需注意的是验光过程中柱镜为0。

最后设计RGP镜片的度数为试戴镜的度数（一般为3.00D）加上经过镜眼距离换算后的戴镜验光度数，因为戴镜验光所得的度数为眼镜架平面上的度数，所以还需要经过顶点度数换算后才可以加到试戴镜的度数上。例如：

试戴镜的参数为：基弧8.0mm，直径9.2mm，度数 –3.00D；

戴镜验光：–7.00DS，1.2（最佳视力）；

顶点度数换算：–7.00DS经过顶点度数换算后约为 –6.50DS；

RGP镜片度数 = 试戴镜度数 + 镜眼距离换算后的戴镜验光度数 =（–3.00D）+（–6.50D）=–9.50D

试戴镜的度数就是角膜接触镜的度数不需要进行顶点度数换算，所以需要配戴的RGP镜片参数为：基弧8.0mm，直径9.2mm，度数 –9.50D。

六、RGP镜的定片与分发

RGP镜的定片处方一般包括：基弧、光度、直径、商品名。例如：表3-4-2 RGP镜的定片处方。镜片到后，要仔细核对镜片包装上的参数是否与所定镜片参数一致后才分发给配戴者，并做配戴者的戴镜、摘镜和护理卫生教育、指导。

表 3-4-2　RGP 镜的定片处方

眼别	基弧(mm)	光度（D）	直径(mm)	颜色	商品名
右眼	7.9	–5.50	9.6	蓝色	ABC
左眼	7.95	–6.00	9.6	绿色	ABC

七、RGP镜片更换周期

RGP镜所用的材料是高透气性硬性角膜接触镜材料，其使用寿命为1~1.5年，应该定期检查更换。实际应用当中，即使戴镜者的护理依从性很好，镜片

79

上的蛋白质沉淀还是会不断增加，从而导致镜片的透氧性越来越低。超时戴镜还会造成镜片的形状变化，而导致镜片参数变化。

八、RGP 镜的配戴适应

与软性角膜接触镜不同，RGP 镜需要较长的适应期。每个配戴者适应的时间各不相同，一般 10~14 天可以完全适应，没有异物感。个别配戴者可能持续 1 个月左右。

正常适应期的症状包括：流泪、轻微的刺激、间歇性的视物模糊、轻度红眼和对光、风、烟和灰尘敏感等。

异常的症状包括：突然的疼痛和烧灼感、严重持久的虹视、严重的红眼、眼分泌物、换戴框架眼镜后视物持续模糊 1 小时以上、镜片与眼睛粘连等。

根据配戴者的情况，配戴时间逐渐增加。表 3-4-3 为一个标准的 RGP 镜配戴适应日程。

表 3-4-3　RGP 镜配戴适应计划

时间	配戴时间（小时）	时间	配戴时间（小时）
第 1 天	4	第 5 天	8
第 2 天	4	第 6 天	8
第 3 天	6	第 7 天	10
第 4 天	6	第 8 天	10

九、RGP 镜的随访和复查

镜片发放以及配戴者配戴 RGP 镜后应定期随访复查。每次复查评估应在配戴者至少戴镜 4 小时以后，所以复查通常安排在下午进行。复查周期安排见下。

第 1 次：配发后的第 1 周；
第 2 次：第一次复查的 1 个月后；
第 3 次：第二次复查的 3 个月后；
第 4 次：第三次复查的 6 个月后。
以后按计划每 6 个月复查一次。

附：

　　2012 年中华医学会眼科学分会眼视光学组形成的硬性透气性接触镜（RGP 镜）临床验配专家共识，RGP 镜的验配流程如下（图 3-4-10）。该流程整合了硬性透气性接触镜（RGP 镜）验配的总体流程细节，可作为验配师的临床工作的参考。

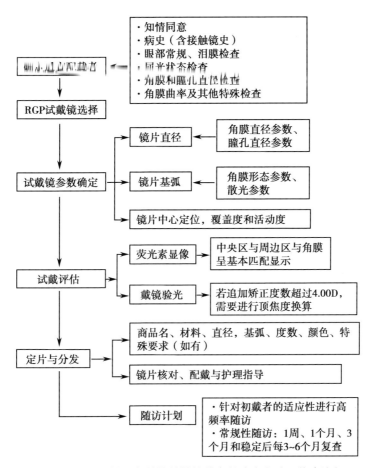

图 3-4-10　硬性透气性接触镜镜片参数确定和验配临床流程

第五节　球面设计 RGP 镜验配实践操作

一、问诊和 RGP 镜验配前检查

按前一节中介绍的 RGP 镜验配流程，使用相关检查设备为配戴者做验配前检查，并按下表（表 3-5-1）做好相关记录，为 RGP 镜的评估做好准备。指导老师核对检查结果。

表 3-5-1　RGP 镜验配前检查记录

姓名	性别	年龄	日期	检查者	
	检查项目			右眼	左眼
1	问诊				
2	睑裂高度测量				
3	眼睑弹性判断				
4	裂隙灯检查				
5	角膜直径和瞳孔直径测量				
6	验光结果				
7	光学十字分解屈光力				
8	做镜眼距离换算为角膜前顶点平面屈光力				
9	计算角膜前顶点平面总散光				
10	镜眼距离换算处方				
11	角膜曲率半径 / 光度测量				
12	角膜散光计算				
13	内在散光 = 角膜前顶点平面总散光 - 角膜散光				
14	是否可以考虑球面 RGP 镜				
15	查阅生产商提供的试戴镜曲率值选择表选择试戴镜				

完成后，可参照测评表（表 3-5-2）进行自评、互评和指导老师评价（可量化计分）。

表 3-5-2 RGP 镜验配前检查测评表

检查项目	评价要点	配分	评分标准	扣分	得分
问诊	问诊是否全面？一般情况、全身情况、眼部疾患史、配镜的目的、戴镜史	10	少问一项扣 3 分		
睑裂宽度测量	测量准确性	5	测量错误扣 5 分		
眼睑弹性判断	判断准确性	5	判断不准确扣 5 分		
裂隙灯检查	检查方法、结果准确性	5	检查方法、结果错误一次扣 5 分		
角膜直径和瞳孔直径测量	测量准确性	10	测量错误扣 5 分		
镜眼距离换算处方	计算是否正确	10	计算错误扣 10 分		
角膜曲率半径 / 光度测量	测量误差在 0.05mm/0.25D 以内	5	检查结果超出误差范围扣 10 分		
角膜散光	计算是否正确	10	计算错误扣 5 分		
内在散光计算	计算是否正确	10	计算错误扣 10 分		
是否可以考虑球面 RGP 镜	判断准确性	10	判断错误扣 10 分		
试戴镜曲率值	按查表法选片是否正确	15	选片错误扣 15 分		
自我评价					
学员互评					
指导老师评价					

二、RGP 镜的配适评估和处方

1. **操作前准备** 综合验光仪、视标投影仪机、裂隙灯显微镜 1 台、RGP 镜试戴镜 1 套、荧光素钠试纸 30 张、硬性角膜接触镜护理液 1 瓶、润眼液 1 瓶、专用收水盘 1 只、洗手设施、纸巾若干。

2. **操作步骤**

（1）将要使用的试戴镜充分清洁冲洗，为配戴者戴上，等待 15~20 分钟后，镜片在角膜表面配适状态稳定。

（2）嘱配戴者在裂隙灯显微镜检查位前取舒适坐姿，采用弥散光投照法观察被测眼镜片动态配适，记录中心定位和移动度等观察指标。

（3）湿润荧光素钠试纸，撑开配戴眼上睑，将荧光素试纸轻触上方球结膜，嘱配戴者瞬目数次。

（4）采用钴蓝光弥散投照被测眼（可在物镜前附加黄色滤光片）。观察被测眼镜片的静态配适状态，记录中心区、斜边弧宽度、边缘翘起的荧光充盈情况。

（5）根据配适评估结果修正试戴镜参数，如评估不满意，更换试戴镜后再次进行配适评估，确定镜片的曲率半径处方值。

（6）配适满意后，采用综台验光仪进行片上验光，确定镜片的光度数。

按上述实施步骤操作，填写 RGP 镜配适评估记录表（表 3-5-3）。

3. **RGP 镜配适评估记录表填表说明**

（1）动态评估 - 中心定位：一般镜片要求定位于角膜中心，可略偏下方，偏位不超过 ±0.5mm 为理想。过多的偏位则为不可接受。

（2）动态评估 - 镜片移动度：在 1~2mm 间合适，过大或过小的移动度则为不可接受，移动度过大常常提示配适偏松，移动度过小常常提示配适偏紧。

（3）动态评估 - 移动类型：垂直顺滑，指镜片随瞬目在垂直方向顺滑移动，是理想的移动类型；动摇不定，指镜片在角膜上定位不稳定，容易四处移动，常常是配适过松的表现，需要调整；眼睑控制，指有的眼睑张力大，眼睑紧的配戴者，镜片由眼睑控制，随眼睑的张合而移动，如静态配适满意，则可接受；顶部旋转，指镜片在角膜顶部旋转，常常是配适过松的表现，不可接受，需要调整。

（4）动态评估 - 移动速度：镜片移动速度过慢或过快都不是理想的结果，需要结合镜片评估判断配适。

表 3-5-3　RGP 镜配适评估记录表

		右眼		左眼	
		基弧	光度	基弧	光度
第一试戴镜参数	直径				
动态评估	中心定位		□正位 □偏位		□正位 □偏位
	移动度	□±0.5mm □>2.0mm	□1~2mm □<1.0mm	□±0.5mm □>2.0mm	□1~2mm □<1.0mm
	移动类型	□垂直顺滑 □眼睑控制	□动摇不定 □顶部旋转	□垂直顺滑 □眼睑控制	□动摇不定 □顶部旋转
	移动速度	□快 □中	□慢（　）	□快 □中	□慢（　）
静态评估	中心区				
	周边区				
	边缘翘起				
配适评价		□稍紧可接受 □稍松可接受 □平行配适 □顶点接触	屈光力	□稍紧可接受 □稍松可接受 □平行配适 □顶点接触	屈光力
第二试戴镜参数	直径				
动态评估	中心定位		□正位 □偏位		□正位 □偏位
	移动度	□±0.5mm □>2.0mm	□1~2mm □<1.0mm	□±0.5mm □>2.0mm	□1~2mm □<1.0mm
	移动类型	□垂直顺滑 □眼睑控制	□动摇不定 □顶部旋转	□垂直顺滑 □眼睑控制	□动摇不定 □顶部旋转
	移动速度	□快 □中	□慢（　）	□快 □中	□慢（　）

		右眼		左眼	
静态评估	中心区		中心区		
	周边区		周边区		
	边缘翘起		边缘翘起		
配适评价	□稍松可接受 □平行配适 □顶点接触		□稍松可接受 □平行配适 □顶点接触		
	□稍紧可接受		□稍紧可接受		
片上验光					
片上验光近视力					
定片参数	品牌		品牌		
	设计		设计		
	基弧		基弧		
	直径		直径		
	光度		光度		
	颜色		颜色		
	镜片材料		镜片材料		

（5）静态评估 – 中心区：镜片与角膜平行配适为理想，泪液层均匀分布于镜片与角膜间，呈淡绿色荧光（见图 3-4-6）。中央荧光充盈（表现为浓绿色），而旁中心无荧光（表现为淡黑色或黑色）说明配适过紧（见图 3-4-7）；中央无荧光充盈（表现为淡黑色或黑色），而旁中心荧光充盈（表现为浓绿色）说明配适过松（见图 3-4-8）。上下方荧光充盈而水平方向无荧光（角膜与镜片接触）是顺规角膜散光配适的表现；而水平方向荧光充盈而垂直方向无荧光（角膜与镜片接触）是逆规角膜散光配适的表现。

（6）静态评估 – 斜边弧宽度：bevel 的宽度在 0.6mm 左右是理想的配适状态，过宽或过窄的 bevel 均不满意。角膜散光大时，不同的主子午线方向上 bevel 的宽度各不相同，如果是顺规散光，上下方 bevel 会较大，此时，以观察水平子午线上的 bevel 宽度来进行评价。

（7）静态评估 – 边缘翘起：过多的边缘翘起会造成相应位置角膜干燥，上皮脱落；过小的边缘翘起则造成泪液交换减少，容易发生镜片黏附。

（8）配适类型：有时无法找到完全理想的配适，则可以根据情况采用稍松或稍紧但可接受的配适状态。

（9）片上验光近视力：有的患者，尤其是高度近视的患者，原来一直戴框架眼镜，突然改戴接触镜时，看近时的调节需求会增加而会产生看近困难的情况。片上验光后，在片上追加光度的情况下查其近视力可以发现这样的情况。

（10）定片参数 – 设计：可以选择 RGP 镜边缘为多弧段的超多弧设计，或边缘为非球面的双非球面设计。

（11）定片参数 – 颜色：为了方便配戴者区分左右眼的镜片，可以把镜片做成不同的颜色。

（12）定片参数 – 镜片材料：RGP 镜有多种材料，可以根据配戴者的情况选择。

（13）RGP 镜配适评估受到较多主观因素的影响，不适宜做客观的评分标准。验配师应通过多看、多做积累经验。

4. 操作注意事项

（1）由于角膜的形态可能有不规则因素的存在。可能有少数配戴眼不能获得最佳配适，可根据配戴者的症状、矫正视力和期盼决定是否为配戴者验配 RGP 镜。

（2）荧光素滴入结膜囊后，须在 1~3 分钟内进行静态配适评估，否则荧光素很容易被泪液稀释和泪液交换排出。

（3）个别配戴者试戴镜会游走到球结膜上位置固定，无法使之移动到角膜上，可滴 2~3 滴润眼液，用吸棒取下镜片，重新配戴。

（4）RGP 镜的矫正效果受到泪液透镜的影响很大，所以无论是否有角膜散光，都必须进行片上验光来进行最后的镜片光度确认。

第六节 复曲面 RGP 镜概述

当角膜散光较显著时，角膜呈外观类似橄榄球的椭球面。此时，球面设计的 RGP 镜戴在这样一个"橄榄球"表面时，就容易出现镜片配适不良、镜片稳定性差、边缘翘起大，戴镜舒适度差，镜片容易掉出的情况。下面我们举个例子来说明这种情况。

一个 3.0D 散光的角膜，角膜曲率为：42.00D（8.04mm）@180；45.00D（7.50mm）@90。当配戴与平坦 K 一致的基弧（BC）为 8.05mm 的球面 RGP 镜时，在 180° 子午线方向，镜片平行配适，镜片对角膜的压力分布均匀；但是，在 90° 子午线方向上，镜片配适松，上下方翘起，镜片对中央角膜压力大。长时间配戴容易造成角膜中央压迫，严重的容易出现角膜基质层云翳。角膜散光越大时，这种情况越明显（图 3-6-1）。

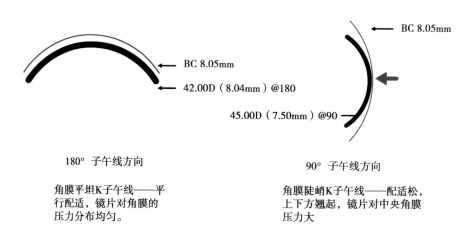

42.00D（8.04mm）@180
45.00D（7.50mm）@90

BC 8.05mm——与平坦K一致

BC 8.05mm

BC 8.05mm

42.00D（8.04mm）@180

45.00D（7.50mm）@90

180° 子午线方向

角膜平坦K子午线——平行配适，镜片对角膜的压力分布均匀。

90° 子午线方向

角膜陡峭K子午线——配适松，上下方翘起，镜片对中央角膜压力大

图 3-6-1　RGP 镜的基弧与平坦 K 一致

当配戴与陡峭 K 一致的基弧（BC）为 7.50mm 的球面 RGP 镜时，在 90° 子午线方向上，镜片平行配适，镜片对角膜的压力分布均匀；但是，在 180° 子午线方向上镜片配适较紧，3、9 点钟镜片边缘对角膜压力非常大，且没有泪液交换，不可接受。如果戴这样的镜片，会造成镜片黏附，角膜水肿，紧镜综合征，引起严重并发症（图 3-6-2）。

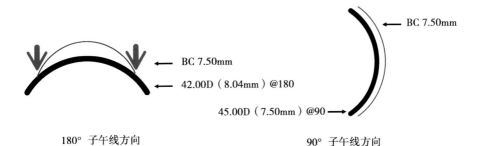

42.00D（8.04mm）@180
45.00D（7.50mm）@90

BC 7.50mm———与陡峭K一致

← BC 7.50mm

← BC 7.50mm
← 42.00D（8.04mm）@180

45.00D（7.50mm）@90 →

180° 子午线方向   90° 子午线方向

角膜平坦K子午线——配适偏紧，
3、9点钟镜片边缘对角膜压力
非常大，且没有泪液交换。

角膜陡峭K子午线——平行匹配，
镜片对角膜的压力分布均匀。

图 3-6-2　RGP 镜的基弧与陡峭 K 一致

一般情况下，为了避免上述情况，对于相对大的角膜散光，我们会采用基弧（BC）比平坦 K 略紧的球面 RGP 镜，如基弧为 7.90mm 的 RGP 镜。此时，在 180° 子午线方向上，配适略紧，镜片边缘对角膜 3、9 点钟有压力；在 90° 子午线方向上配适略松，上下方轻度翘起，但镜片对角膜中央也有压力（图 3-6-3），这样的配适平衡了不同主子午线上的配适状态，是可以接受的。

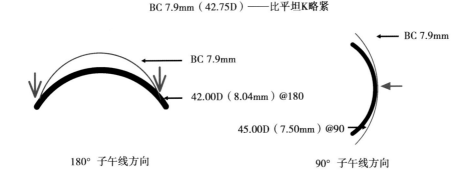

42.00D（8.04mm）@180
45.00D（7.50mm）@90
BC 7.9mm（42.75D）——比平坦K略紧

← BC 7.9mm

← BC 7.9mm
← 42.00D（8.04mm）@180

45.00D（7.50mm）@90 →

180° 子午线方向   90° 子午线方向

角膜平坦K子午线——配适
略紧，镜片边缘对角膜3、9
点钟有一些适中的压力。

角膜陡峭K子午线——配适略松，
上下方轻度翘起，镜片对角膜中
央也有一些适中的压力。

图 3-6-3　RGP 镜的基弧比平坦 K 略紧

89

但是，对于超过 3.0D 的角膜散光，无论如何调整球面设计的 RGP 镜，都很难在两主子午线上获得可接受的配适。这种情况下，球面设计的 RGP 镜不再适合，我们需要一种橄榄球形的、与椭球面角膜相互契合的 RGP 镜，这就是复曲面（也称环曲面、toric 设计）RGP 镜。它在不同的子午线上有不同的基弧，与角膜的形态契合，使镜片对整个角膜都达到平行配适，镜片对角膜的压力均匀一致（图 3-6-4）。注意，一般在较陡峭的子午线方向上，镜片基弧要略放松 0.5D（45-0.5=44.5D/7.58mm），以保证一定量的泪液交换空间。复曲面 RGP镜片对角膜的压力分布均匀，配适良好，并发症少。

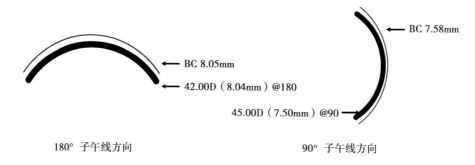

42.00D（8.04mm）@180
45.00D（7.50mm）@90
复曲面RGP设计：BC 8.05mm@180/7.58mm@90

180° 子午线方向

90° 子午线方向

角膜平坦K子午线——平行配适，镜片对角膜的压力分布均匀。

角膜陡峭K子午线——较陡峭K略松0.5D的配适（45-0.5=44.5D/7.58mm），保证一定量的泪液交换空间。镜片对角膜的压力分布均匀。

图 3-6-4　复曲面设计 RGP 镜的配适

复曲面 RGP 镜，在两条主子午线上分别有不同的基弧，所以有两个基弧值，形成内表面复曲面形态，与角膜的复曲面形态拟合，可避免过大的边缘翘起，提高镜片中心定位、稳定性和戴镜舒适度。根据复曲面设计在镜片表面的位置，分为后复曲面设计和双复曲面设计：后复曲面 RGP 镜仅镜片后表面是复曲面，而双复曲面 RGP 镜镜片前后表面都是复曲面。

复曲面 RGP 镜一般通过计算法来做验配。

第七节　后复曲面RGP镜验配流程

一、后复曲面RGP镜的特点

1. 后复曲面设计适用于总散光主要由角膜散光构成的患者。

2. 后复曲面RGP镜有两条不同数值的基弧，分别对应角膜的平坦和陡峭主子午线，而球面设计的RGP镜仅一个基弧。

3. 按后复曲面RGP镜的设计原理，复曲面设计在RGP镜后表面，与角膜散光的形态对应"贴合"，使镜片后表面与角膜形态匹配来获得稳定的镜片定位。通过镜片的光度来矫正角膜散光。

4. 角膜散光越大，后复曲面RGP镜的"契合"越紧密，契合力越大，镜片也越不容易在角膜表面旋转，越稳定；反之，角膜散光小，镜片的契合力小，容易在角膜表面旋转而不稳定，矫正视力和视觉质量变差。所以后复曲面RGP镜要求具备一定量的角膜散光，以获得镜片稳定的配适效果。

5. 角膜散光大于2.00D时，才可验配后复曲面RGP镜。角膜散光小于2.00D时，常规球面设计RGP镜已经可以很好地解决角膜散光了。

二、后复曲面RGP镜片参数计算过程

根据角膜散光的度数，镜片后表面需要产生的复曲面量约是角膜复曲面量的三分之二。按这个原则，我们就可以通过计算法来计算需要的后复曲面RGP镜片参数。下面我们以下表中（表3-7-1）高度散光患者的右眼为例，介绍计算后复曲面的RGP镜片参数的方法。

表3-7-1　双眼屈光相关检查结果

眼别	电脑验光单	全矫验光结果	角膜曲率计曲率	角膜地形图曲率	e值	HVID（mm）
右	+2.25DS-8.50DC×4	+1.75DS-7.75DC×5—0.8	7.88/42.875@180 6.80/49.625@90 dk：-6.75D	7.96/42.38@2 6.98/48.33@92 dk：5.95D	0.57	11.4
左	+0.75DS-6.00DC×2	+0.75DS-5.75DC×180—1.0	7.76/43.50@180 6.91/48.875@90 dk：-5.375D	7.71/43.78@3 6.91/48.87@93 dk：5.09D	0.57	11.4

双眼角膜地形图见图3-7-1。

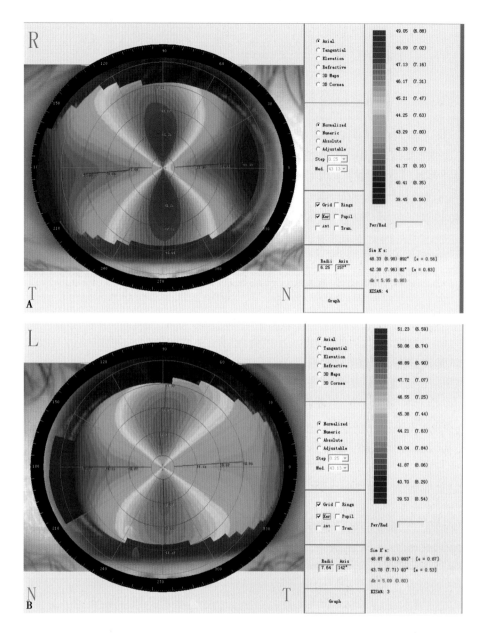

图 3-7-1　双眼角膜地形图

A. 右眼角膜地形图；B. 左眼角膜地形图

该患者角膜散光非常大，用常规的球面 RGP 镜肯定是无法获得良好配适的。为了增加印象，笔者特意用球面 RGP 镜做了试戴镜荧光评估图照相，配适非常差。由于角膜顺规散光很大，上下方镜片翘起非常大，配适不稳定，镜片容易掉出，片上验光不稳定，患者异物感强烈，难以耐受（图 3-7-2，图 3-7-3）。

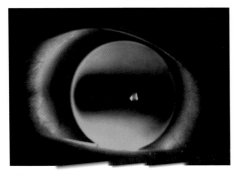

图 3-7-2　右眼配戴常规球面 RGP 镜，基弧 7.7mm，配适差

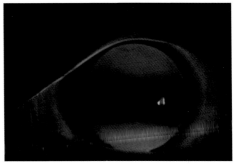

图 3-7-3　左眼配戴常规球面 RGP 镜，基弧 7.7mm，配适差

可见，常规球面 RGP 镜是无法处理如此大的角膜散光的，只有复曲面的 RGP 镜才能获得良好的配适效果。计算该患者右眼的后复曲面的 RGP 镜片参数步骤如下：

1. **第一步**　确认验光结果是以负柱镜形式记录，如果不是，处方将转换为负柱镜形式。+1.75DS-7.75DC×5—0.8。

2. **第二步**　计算角膜散光，判断是否适用复曲面设计。按角膜曲率计测量值计算右眼角膜散光为：42.875-49.625=-6.75D，超过 2.0D，适合选择复曲面设计 RGP 镜。

3. **第三步**　计算内在散光：①对右眼的框架眼镜验光处方做光学十字分解：+1.75D@180 -6.00D@90。②再做镜眼距离换算：+1.75D @180 -5.60D@90。③获得角膜顶点平面的屈光矫正处方为：+1.75DS-7.35DC×180，即角膜顶点平面总散光为 -7.35D（图 3-7-4）。④内在散光为：-7.35-（-6.75）=-0.60D。

内在散光小，角膜散光矫正后，暴露的内在散光对视力矫正影响不大，确认可以采用后复曲面 RGP 镜设计。

4. **第四步**　确定后表面复曲面的平坦基弧：

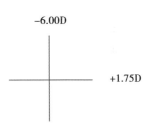

框架眼镜验光，换算光学十字

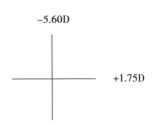

镜眼距离换算后，换算为角膜顶点平面的屈光度

图 3-7-4　角膜顶点平面的屈光处方换算

93

右眼角膜曲率平 K 为 42.875D，角膜地形图 SimK 为 42.38D（e 值 0.57），e 值不高，可采用上述两者的平均值：（42.875+42.38）/2=42.63D 作为平坦基弧的光度。

注意，由于 e 值的差异，角膜曲率和角膜地形图 SimK 测量结果会出现不一致的情况，我们处理的经验是：e 值很高（＞0.7）时，采用比角膜曲率和角膜地形图 SimK 的平均值更平坦一些（0.25~0.50D）的光度作为基弧；当 e 值正常或较低（＜0.6）时，采用平均值 或平坦 K 作为基弧。

5. **第五步**　确定后表面复曲面的陡峭基弧。采用公式计算：陡峭基弧 = 平坦基弧 +2/3× 角膜散光量。所以右眼的陡峭基弧光度为 42.63+2/3×6.75=47.15D。

6. **第六步**　确定镜片的光度数。因为 RGP 镜是接触镜，需要考虑镜眼距离的转换，所以，验光处方中的球镜部分做镜眼距离转换后，就是后复曲面 RGP 镜片的光度数。本例右眼 +1.75D 镜眼距离转换后为 +1.75D。

7. **第七步**　确定镜片光学区和直径。后复曲面的标准片，适合多数角膜形态特点，直径为 9.2~9.3mm 之间，光学区直径在 7.8~7.9mm 之间。

本例: 角膜地形图上的 Grid 标尺显示，双眼角膜散光的"蝴蝶"形态在 8.0mm 左右，角膜直径为 11.4mm 无特殊。所以该定片选择镜片直径 9.3mm，光学区 8.0mm。本例角膜地形图"蝴蝶"相对大，所以相应扩大光学区；反之如果是"蝴蝶"小则缩小镜片直径和光学区。基本原则是光学区覆盖住"蝴蝶"。

注意：如果直径需要扩大或缩小，基弧要做相应变化。原则如下：直径每扩大 0.3~0.4mm，两主子午线基弧放松 0.03~0.04mm，反之亦然，直径如果缩小，基弧则收紧。在标准片基础上加减直径时要注意换算。

8. **第八步**　确认处方参数。

本例依据上述计算，相关参数为：

右眼：平坦基弧 42.63，陡峭基弧 47.15，光度 +1.75D，镜片直径 9.3mm，光学区 8.0mm。

为了方便书写，上述处方缩写为：

右眼：42.63/47.15　+1.75　9.3/8.0

把光度转换为曲率半径，即获得定片参数：

右眼：7.92/7.16　+1.75　9.3/8.0

定片来后，镜片配适评估满意（图 3-7-5）：上下方无明显镜片翘起，角膜与镜片均匀接触，形成平行配适，边缘翘起 0.6~0.8mm，镜片活动 1~2mm。戴镜视力 1.0，主观舒适度佳。

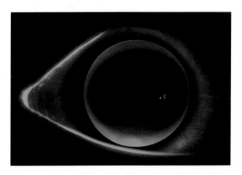

图 3-7-5　右眼后复曲面 RGP 镜配适佳

三、后复曲面RGP镜片参数计算表

按上述方法，按表3-7-2再做一下左眼的计算。

表3-7-2　后复曲面RGP镜计算表

步骤	方法	备注	结果
第一步	确认验光结果是以负柱镜形式记录	柱镜转换	+0.75DS−5.75DC×180——1.0
第二步	计算角膜散光		43.5−48.875　　5.37@180
	判断是否适用复曲面设计	角膜散光是否大于2.00D	是
第三步	框架镜验光处方光学十字分解	画光学十字图	+0.75D@180　−5.00D@90
	镜眼距离换算		+0.75D@180　−4.75D@90
	角膜顶点平面的屈光矫正处方	光学十字转化为处方形式	+0.75DS−5.50DC×180—1.0
	内在散光计算		（−5.50）−（−5.37）=−0.13D
	从内在散光量判断是否采用后复曲面RGP镜	内在散光是否 < 1.00D	是
第四步	确定后表面复曲面的平坦基弧（平K）	结合e值调整平K	43.50D
第五步	确定后表面复曲面的陡峭基弧：平坦基弧+2/3×角膜散光量	结合e值调整散光量	43.5+0.667×5.375=47.10D
第六步	确定镜片的光度数	镜眼距离换算	+0.75D
第七步	确定镜片光学区和直径	参考地形图	9.3/8.0
第八步	确认处方参数		43.50/47.10 +0.75　9.3/8.0
	光度转换为曲率半径的定片处方		7.76/7.17 +0.75　9.3/8.0

左眼按上述计算参数定片配适佳（图 3-7-6），戴镜视力 1.0，主观舒适度佳。

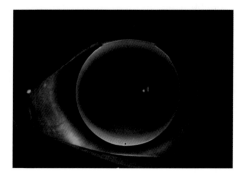

图 3-7-6　左眼后复曲面 RGP 镜配适佳

四、后复曲面 RGP 镜验配注意事项

1. 角膜散光要≥2.00D 才能做后复曲面 RGP 镜验配。角膜散光 < 2.00D 时，后复曲面 RGP 镜片稳定性差、旋转，视力矫正效果差、舒适度差。

2. 角膜散光在 2.00~3.00D 者可以使用常规球面设计，也可使用后复曲面 RGP 镜。角膜散光在 3.00D 以上者，建议做复曲面 RGP 镜。

3. 内在散光，指角膜散光与眼睛总散光的差，临床上是将换算后的角膜前顶点平面散光（角膜面为原点的眼总散光）和角膜曲率测定的散光（角膜散光）的差值作为内在散光值，即角膜前表面以外的眼内在散光。所以计算子午线屈光力大于 4.00D 的框架处方时，要对框架处方换算镜眼距离后再计算其内在散光。

4. 遇到角膜曲率和角膜地形图 SimK 不一致的情况，应参考 e 值，e 值高时要选择偏平的基弧，否则容易配适过紧。

5. 首先要转换为负柱镜处方形式后再做计算，运用正柱镜处方会导致计算错误。

6. 陡峭基弧 = 平坦基弧 +2/3 × 角膜散光量，注意是角膜散光，而不是总散光。

7. 计算陡峭基弧时注意，角膜曲率计和角膜地形图计算出来的角膜散光会有不同，可以根据 e 值大小，取平均值，或比平均值平坦些的数值。

8. 注意镜眼距离的光度换算。

9. 角膜地形图 Grid 标尺测量的"蝴蝶"范围，可作为镜片光学区直径的参考。

10. 多数后复曲面的荧光评估图，会表现出偏紧可接受的状态；偏松状态容易镜片旋转而影响视觉质量。

11. 角膜地形图显示"蝴蝶"高度不对称时，后复曲面 RGP 镜会在角膜上偏位和不稳定，不适合用此方法。

第八节　双复曲面 RGP 镜验配流程

一、双复曲面 RGP 镜的特点

1. 当总散光由角膜散光和内在散光共同组成时，采用双复曲面 RGP 镜验配矫正。

2. 双复曲面 RGP 镜是指镜片的前后表面都是复曲面设计的 RGP 镜。镜片后表面的复曲面设计与角膜散光的形态对应"贴合"，使镜片后表面与角膜形态匹配；前表面则通过复曲面设计在镜片上形成柱镜效果，且在不同的主子午线上有不同的光度，用于矫正内在散光。

3. 由于 RGP 镜片前表面的柱镜效果需要良好的定位来保证轴向稳定，所以只有通过后表面复曲面设计与角膜散光对应"契合"的情况下，RGP 镜才不会在角膜表面旋转，来保持柱镜轴向稳定。

4. 角膜散光越大，与镜片的后复曲面"契合"越紧密，契合力越大，镜片越不容易旋转，柱镜轴向也稳定；反之，角膜散光小的情况下，镜片契合力小，容易在角膜表面旋转而导致柱镜轴向不稳定，视力矫正和视觉质量变差。所以双复曲面 RGP 镜也要求一定量的角膜散光来获得能稳定的前表面柱镜轴向。和后复曲面 RGP 镜一样，双复曲面 RGP 镜的验配，要求角膜散光要大于 2.00D。

二、双复曲面 RGP 镜片参数计算过程

下面我们以表 3-8-1 中的一个 21 岁高度散光患者的右眼为例，介绍计算双复曲面的 RGP 镜片参数的方法。

表 3-8-1　双眼屈光相关检查结果

眼别	裸眼视力	电脑验光	全矫验光结果和全矫正视力	角膜曲率	角膜散光	角膜直径
右	0.1	−6.50DS−6.50DC ×5	−6.50DS−6.50DC ×5 —0.6	43.00/7.85@5 47.00/7.18@95	4.00D	11.6
左	0.1	−6.75DS−7.25DC ×165	−7.00DS−7.25DC ×165 —0.5	43.00/7.85@165 47.00/7.18@75	4.00D	11.4

97

双眼角膜地形图（图 3-8-1）"蝴蝶"形态基本对称。

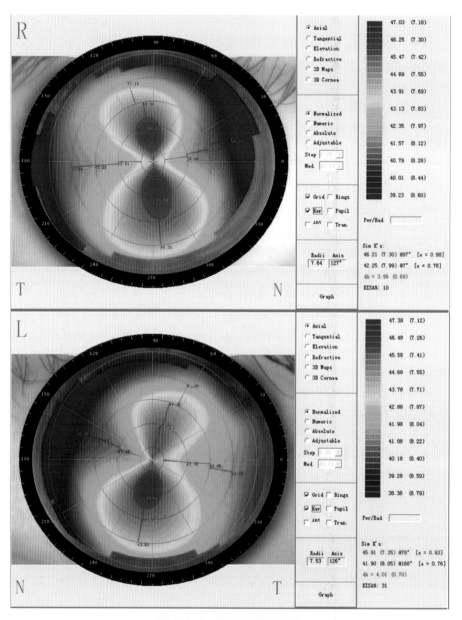

图 3-8-1　双眼角膜地形图

上 . 右眼角膜地形图；下 . 左眼角膜地形图

计算该患者右眼的双复曲面的 RGP 镜片参数步骤如下：

1. **第一步**　确认验光结果是以负柱镜形式记录，如果不是，处方将转换为负柱镜形式。–6.50DS–6.50DC×5 —0.6。

2. **第二步**　计算角膜散光，判断是否适用复曲面设计。按角膜曲率计测量值计算右眼角膜散光为：43.00–47.00=–4.00D，超过 2.0D，适合选择复曲面设计 RGP 镜。

3. **第三步**　计算内在散光，判断是否采用双复曲面 RGP 镜。①对右眼的框架镜验光处方做光学十字分解：–6.50D@5　–13.00D@95。②再做镜眼距离换算：–6.00D @180　–11.25D@90。③获得角膜顶点平面的屈光矫正处方为：–6.00DS–5.25DC×180，即角膜顶点平面总散光为 –5.25D（图 3-8-2）。④内在散光为：–5.25–（–4）=–1.25D。

内在散光大，角膜散光矫正后，暴露的内在散光对视力矫正影响大，所以确认采用双复曲面 RGP 镜设计验配。

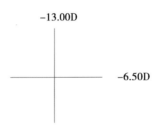

框架眼镜验光，换算光学十字

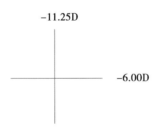

镜眼距离换算后，换算为角膜顶
点平面的屈光度

图 3-8-2　角膜顶点平面的屈光处方换算

4. **第四步**　确定后表面复曲面的平坦基弧。右眼角膜曲率平 K 为 43.00D，角膜地形图 SimK 为 42.25D，由于 e 值偏高（平坦 e 值 0.78），可采用比上述两者的平均值更平坦 0.25D 的值：（42.25+43.00）/2–0.25=42.38D 作为平坦基弧。

5. **第五步** 确定后表面复曲面的陡峭基弧。右眼角膜曲率陡峭 K 为 47.00D，角膜地形图 SimK 为 46.21D（陡峭 e 值 0.88），由于 e 值高，采用比上述两者的平均值更平坦 0.25D 的值:(47.00+46.21)/2−0.25=46.36D 作为计算基数。由于在陡峭子午线上需要再放松 0.50D 预留为泪液间隙，所以右眼的陡峭基弧光度为 46.36−0.50=45.86D。

由于 e 值的差异，角膜曲率和角膜地形图 SimK 测量结果会出现不一致的情况，这里的处理方法同后复曲面 RGP 镜的计算。

6. **第六步** 确定平坦基弧子午线上的光度基数。做光学十字分解：右眼两主子午线光度分别为：−6.50D 和 −6.50+（−6.50）= −13.00D（图 3−8−2）。负光度低的对应平坦子午线，负光度高的对应陡峭子午线。所以，右眼平坦基弧子午线上的光度基数是 −6.50D。

7. **第七步** 确定陡峭基弧子午线上的光度基数。由于前面对陡峭基弧做了放松 0.50D 处理，会形成 −0.50D 的泪液镜，所以，陡峭基弧子午线上的光度要减去这个 −0.50D 的泪液镜来修正。因此，右眼陡峭基弧子午线上的光度基数是：−13.00−（−0.50）=−12.5D。

8. **第八步** 确定两主子午线上的光度。因为 RGP 镜是接触镜，需要考虑镜眼距离的转换，所以对上述大于 4.00D 的光度做转换后，右眼的两主子午线光度分别为：平坦子午线 −6.00D 陡峭子午线 −10.75D。

9. **第九步** 确定镜片光学区和直径。双复曲面的标准片，适合多数角膜形态特点，直径为 9.2~9.3mm 之间，光学区直径在 7.8~7.9mm 之间。

本案从角膜地形图上的标尺看，双眼角膜散光的"蝴蝶"形态在 7.5~8.0mm 区间范围内，角膜直径为 11.4~11.6mm 之间无特殊，所以定片按标准片设计：选择镜片直径 9.3mm，光学区 7.8mm。

如果角膜地形图"蝴蝶"小，则相应缩小镜片光学区；反之则扩大光学区。基本原则是光学区覆盖住"蝴蝶"。直径每扩大 0.3~0.4mm，两主子午线基弧放松 0.03~0.04mm，在标准片基础上加减直径时注意换算。这与后复曲面 RGP 镜的计算相同。

10. **第十步** 确认双复曲面 RGP 镜处方参数。

从上述计算中找到相关参数为：

右眼：平坦基弧 42.38D，陡峭基弧 45.86D，平坦基弧光度 −6.00D，陡峭基弧光度 −10.75D，镜片直径 9.3mm，光学区 7.8mm。

为了方便书写，上述处方缩写为：

右眼：42.38/45.86 −6.00/−10.75 9.3/7.8

把光度转换为曲率半径，即获得计算的定片参数：

右眼：7.96/7.36 −6.00/−10.75 9.3/7.8

三、双复曲面 RGP 镜片参数计算表

按上述方法，按表 3-8-2 再做一下左眼的计算。

表 3-8-2 双复曲面 RGP 镜计算表

步骤	方法	备注	结果
第一步	确认验光结果是以负柱镜形式记录	柱镜转换	−7.00DS−7.25DC×165——0.5
第二步	计算角膜散光		43.00−47.00=−4.00D
	判断是否适用复曲面设计	角膜散光是否大于 2.00D	是
第三步	框架镜验光处方光学十字分解	画光学十字图	−7.00D@165 −14.25D@75
	镜眼距离换算		−6.50D@165 −12.15D@75
	角膜顶点平面的屈光矫正处方	光学十字转化为处方形式	−6.50DS−5.65DC×165——1.0
	内在散光计算		（−5.65）−（−4.00）=−1.65D
	从内在散光量判断是否采用双复曲面 RGP 镜	内在散光是否 > 1.00D	是
第四步	确定后表面复曲面的平坦基弧（平 K）	结合 e 值调整	42.20D
第五步	确定后表面复曲面的陡峭基弧（陡 K）	结合 e 值调整；陡峭子午线上再放松 0.50D 预留作为泪液间隙	45.71D
第六步	确定平坦基弧子午线上的光度基数	负光度低的对应平坦子午线，负光度高的对应陡峭子午线	−7.00D
第七步	确定陡峭基弧子午线上的光度基数	减去 −0.50D 泪液镜作修正	−13.75D
第八步	确定两主子午线上的光度	镜眼距离换算	平坦子午线 −6.50D 陡峭子午线 −11.75D
第九步	确定镜片光学区和直径	参考角膜地形图	9.3/7.8
第十步	确认处方参数		42.20/45.71 −6.50/−11.75 9.3/7.8
	光度转换为曲率半径的定片处方		8.00/7.38 −6.50/−11.75 9.3/7.8

按本案的计算参数定片，患者 RGP 镜配适良好，舒适度满意，矫正视力双眼 1.0。

四、双复曲面RGP镜验配注意事项

（1）角膜散光必须大于 2.00D 才做双复曲面 RGP 镜。角膜散光小于 2.00D 时，镜片稳定性差、旋转，视力矫正效果差、舒适度差。

（2）角膜散光大，同时有相对大的内在散光时才适用双复曲面 RGP 镜；内在散光小时，后复曲面 RGP 镜是最好的选择。

（3）计算子午线屈光力大于 4.00D 的框架处方时，要对框架处方换算镜眼距离后再计算其内在散光。

（4）由于 e 值的关系，角膜曲率和角膜地形图 SimK 常常不一致，e 值高时要选择偏平坦的基弧，否则容易配适过紧。

（5）一定要先转换为负柱镜处方形式，再做光学十字分解获得主子午线的光度基数。在正柱镜处方下会计算出错。

（6）陡峭子午线上的基弧要放松 0.5D 预留作为泪液间隙。

（7）注意镜眼距离的光度换算。

（8）角膜曲率的角膜直径和 Grid 标尺测量"蝴蝶"范围，作为镜片直径和光学区的参考。

（9）多数双复曲面的荧光评估图，会表现出偏紧可接受的状态；偏松状态容易导致镜片旋转而影响视觉质量。

（10）角膜地形图"蝴蝶"高度不对称时，双复曲面 RGP 镜会在角膜上偏位和不稳定，不适用此方法。

第九节　RGP 镜配适的常见问题

一、配适状态

通过荧光染色评估观察 RGP 镜的镜片配适状态是验配硬性角膜接触镜的基本功。本章第四节中详细介绍了配适评估的要点。验配师应该首先按前述内容仔细观察动态和静态的镜片评估以作判断。当然，配适评估的观察是需要经验积累的，临床中多做、多看、多拍照记录对比是快速掌握这一技能的方法。

注意，通过裂隙灯目镜肉眼观察和使用相机拍摄的照片可能会因为相机的参数设置和拍摄技巧而有差异。验配师要通过多做裂隙灯拍照练习，加强前节照相技能。一般相机的设置如下：手动模式（M）；快门 1/20~1/25（如亮度不

够则调慢快门速度）；ISO 1600（对暗光感光效果好）；白平衡；钨丝灯。其中，光圈和裂隙灯的光学系统相连，无须调整，显示为 F00（图 3-9-1）。

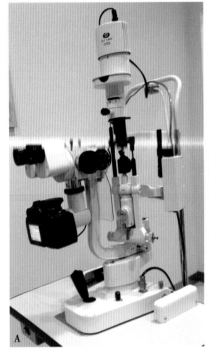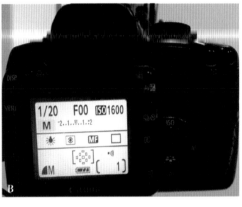

图 3-9-1　裂隙灯前节照相和相机设置
A.裂隙灯前节照相；B. 相机设置

二、光度与配适

验配 RGP 镜时，镜片的光度数受泪液透镜的影响较大。RGP 镜对屈光不正的矫正实际上包括了镜片本身的光度数和泪液镜度数。当镜片基弧大于角膜前表面曲率半径时，镜片基弧比角膜前表面更平坦，此时产生负度数的泪液镜；反之，镜片基弧小于角膜前表面曲率半径时，则产生正度数的泪液镜。一般来说，基弧每收紧 0.1mm，形成正泪液镜，要用 –0.50D 来抵消；基弧每放松 0.1mm，形成负泪液镜，要用 +0.50D 来抵消。

不考虑大角膜散光的情况下，如果采用接近角膜的平坦 K 作为 RGP 镜的基弧时（图 3-9-2），会有以下特点：

（1）在陡峭的子午线上，角膜散光由 RGP 镜的泪液镜矫正，在平坦的子午线上平行配适，不产生泪液镜效果。所以，戴镜验光后，定片的 RGP 镜光度会与框镜处方球镜部分镜眼距离换算后的光度接近。可以理解为，平行配适的 RGP 镜效果与软性角膜接触镜一样，光度由框镜矫正的球镜光度镜眼距离换算而来。

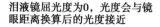

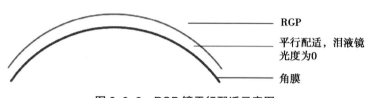

图 3-9-2　RGP 镜平行配适示意图

举例说明：主觉验光 −5.00DS−0.75DC×180—1.0，角膜曲率 7.8/43.25@180 7.67/44.00@90 。角膜散光 0.75D，如果选择平坦 K7.8mm 为基弧的平行配适，垂直方向产生负泪液镜矫正了 0.75D@90 的角膜散光，则 RGP 镜的定片光度会是在 −5.00D 的镜眼距离转换值 −4.75D 附近，如果使用 −4.00D 的试戴镜时，戴镜片上验光应该在 −0.75D 附近。如果不是上述情况，则可能验光或者配适有问题。

（2）如果镜片配适偏紧，产生正泪液镜，戴镜验光时需要额外的负光度来抵消产生的正泪液镜效果（图 3-9-3），所以，定片的 RGP 镜光度会比框镜处方球镜部分镜眼距离换算后的光度更"负"。

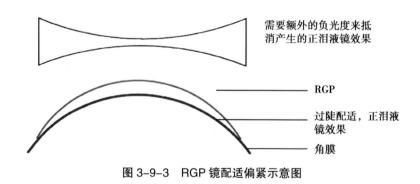

图 3-9-3　RGP 镜配适偏紧示意图

还是上面的例子：主觉验光 −5.00DS−0.75DC×180—1.0，曲率 7.8/43.25@180　7.67/44.00@90，角膜散光 0.75D，如果基弧选择偏陡，如选择了 7.7mm（43.83D），理论上会产生 43.83D（7.7mm）−43.25（7.8mm）=0.58D 的正泪液镜。所以，如果 RGP 镜的定片光度是 −5.25D 比框镜处方球镜部分镜眼距离换算后光度（−4.75D）高，则说明该配适偏陡。

（3）如果镜片配适偏松，产生负泪液镜，戴镜验光时需要额外的正光度来抵消产生的负泪液镜效果（图 3-9-4），所以，定片的 RGP 镜光度会比框镜处方球镜部分镜眼距离换算后的光度更"正"。

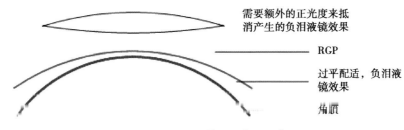

图 3-9-4　RGP 镜配适偏松示意图

还是这个例子：主觉验光 −5.00DS−0.75DC × 180—1.0，曲率 7.8/43.25@180 7.67/44.00@90，角膜散光 0.75D，如果基弧选择偏平坦，如 7.9mm（42.72D），理论上会产生 43.25（7.8mm）−42.72D（7.9mm）=0.53D 的负泪液镜。此时，如果 RGP 镜的定片光度是 −4.25D，比框镜处方球镜部分镜眼距离换算后光度（−4.75D）低，说明该配适偏平坦了。

如果角膜散光较大（3.00D 以上），RGP 镜在角膜上定位会变差，在较陡子午线方向镜片不再定位于中心，泪液镜会复杂化，而上述原则可能会失效。

三、RGP 镜光度与镜片配适的关系

所以，从 RGP 镜的定片光度与框架屈光矫正的差异分析，可以作为镜片配适情况的估计和判断的参考：

（1）RGP 镜光度与框镜处方球镜部分镜眼距离换算后的光度接近——平行配适。

（2）RGP 镜光度比框镜处方球镜部分镜眼距离换算后的光度更负——过陡配适。

（3）RGP 镜光度比框镜处方球镜部分镜眼距离换算后的光度更正——过平配适。

（4）如果角膜散光偏大时，需要使用比平坦 K 略陡些的基弧，则理论上，定片光度会比框镜处方球镜部分镜眼距离换算后的光度高。

（5）每 0.1mm 的基弧变化，对应 0.50D 的光度变化。

注意使用上述原则时，主观验光的处方形式要用负柱镜形式。我们以下面的案例来说明这个问题。

案例：

女，26 岁，左眼视物不清多年，框架眼镜戴镜效果差。检查如下：

主观验光 OS +3.75DS+2.75DC×145——0.8；

角膜地形图如图 3-9-5，余检查无特殊。

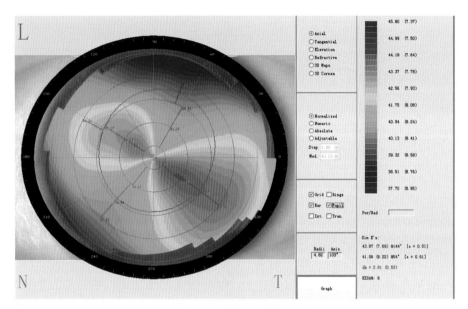

图 3-9-5 原始角膜地形图

这是一个斜轴散光的角膜，而且散光比较大，具备验配 RGP 的良好指征。经试戴 8.0/-3.00/9.4 的 RGP 镜后，验配师认为评估满意，患者主观感受也很好，但给片上验光时，戴该试戴镜时 +8.00DS——1.0。按此计算，应该定片：8.0/+6.25/9.4，定片光度 +6.25 远大于主观验光的球镜 +3.75D，验配师问：如果说 RGP 可以全矫正角膜散光，那么定片光度应该与球镜镜眼距离换算后的度数相当，为什么在这个案例中差距这么大，是不是验光出现错误了？

前面提过，戴 RGP 镜时，RPG 镜与角膜散光间的空隙由泪液镜填充，并以此泪液镜来矫正散光。按 RGP 的配适特点，总是会形成一个在角膜平坦 K 子午线方向为轴的负柱镜，而且此负柱镜的屈光力在角膜陡峭 K 子午线方向（图 3-9-6）。

所以泪液镜是一个平坦 K 方向泪液薄而陡峭 K 方向泪液厚的透镜，即一个轴在平坦 K 方向的负柱镜，比如轴向 180° 的顺规散光时泪液镜为：-X.00DC×180。比如图 3-9-6 中的情况时，此泪液镜是 -2.00DC×180。此时泪液镜为负度数，也就是说，RGP 的泪液镜是通过一个负柱镜来矫正角膜散光的。

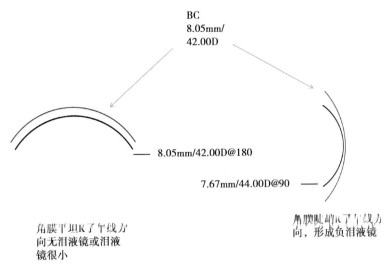

BC
8.05mm/
42.00D

8.05mm/42.00D@180

7.67mm/44.00D@90

角膜平坦K子午线方
向无泪液镜或泪液
镜很小

角膜陡峭K子午线方
向，形成负泪液镜

图 3-9-6 RGP 泪液镜是在角膜平坦 K 子午线方向为轴的负柱镜

而在本案例中，主观验光是 OS +3.75DS+2.75DC×145——0.8，其中柱镜用了正柱镜形式。估计电脑验光打出的单子是正柱镜，验光时也按正柱镜给了。如果把上述验光结果用负柱镜表达则是：+6.50DS/−2.75DC×55。也就是说，如果 RGP 矫正的是负柱镜，球镜应该是 +6.5 镜眼距离转换后 +7.00D 左右。

所以，本案中片上验光的结果是正确的，我们甚至可以认为其正度数还没有给足。球面设计的 RGP 验配可以矫正 −3D 以内的角膜散光，但 RGP 矫正的是负柱镜。验光时用负柱镜形式表达，更容易判断 RGP 的配适是否合适，光度是否正确。

如果一定要用正柱镜表达，则可以把泪液镜也换算为正柱镜形式，但这样处理会引入一个负球镜，如：−X.00DS/+X.00DC×90，此时要注意计算时还要考虑此负球镜，更复杂了。

四、直径与配适

（一）RGP 镜的配适目标

理想的 RGP 镜配适应该是：

（1）获得良好的稳定性，镜片不容易脱出或移位。

（2）良好的镜片活动、良好的泪液交换。

（3）避免 RGP 镜对角膜造成过大或集中的压力而造成角膜损伤。

只要能达到良好配适的目的，直径的大小都是相对的，是可以接受的。

（二）RGP 镜直径与镜片定位和活动度

1. RGP 镜直径和镜片定位的关系 常规的 RGP 镜直径为 8.5~9.6mm 不等。

一般说来，基弧陡时，配戴时镜片的重心会更加向角膜后方靠近而获得相对的镜片稳定，所以一般陡的基弧我们可以做相对小的直径。以某品牌的 RGP 镜为例，其直径范围为 8.8~9.6mm。8.8mm 直径对应的就是比较陡、曲率半径比较小的基弧；反之，基弧平时，如果还使用小直径，配戴时镜片的重心就相对靠前，因为重力作用容易下坠，所以要大一点的直径，让重心后移而获得稳定性。

图 3-9-7 中，同样是 9.0mm 直径，陡峭的 7.2mm 基弧的 RGP 镜矢高相对高，重心向角膜后方靠，配适稳定；而直径 9.0mm 不变，而基弧变到 8.0mm 时，矢高相对低，重心向角膜前方靠，配适稳定性差，在重力作用下容易下坠。此时，如果增加直径（图 3-9-7），可以相对加大矢高，让镜片重心向角膜后方移动，同时大直径也增加眼睑夹持力，从而增加稳定性。

2. **RGP 镜直径和镜片活动度的关系**　直径小时，镜片活动好，泪液交换充分，但容易移位或掉出；镜片直径大，则戴片稳定，不容易移位或掉出，但相对镜片活动小，泪液交换差些。

3. **大直径 RGP 镜的选择**　在能保证合适的镜片活动度和良好的泪液交换情况下，大直径能增加配戴稳定性，减少镜片边缘感知、减少异物感。

有些针对角膜外伤、圆锥角膜等的特殊设计的 RGP 镜可以做到 11mm 的大直径，更复杂的甚至可以做 13mm 以上的巩膜镜。所以直径大小不是问题，只要能达到良好的镜片活动及泪液交换就可以接受。

除了上述所述平坦的角膜曲率需要大直径外，还有以下几种情况也需要做相对大直径：

（1）西方人眼眶深，且眼睑遮盖上方角膜少，角膜暴露多，"上高型"眼睑多，采用小直径 RGP 镜配适比较好；而中国人眼眶浅，眼睑遮盖上方角膜多（上睑轻度下垂多见），角膜暴露少，"上低型"眼睑多，采用大直径 RGP 镜配适比较好。尤其上眼睑睑压大的人，如果使用小直径，容易把镜片推挤到下方，配适更差。

（2）高度近视眼需要做大直径。近视屈光度越高，镜片边缘越厚，为了避免过厚的边缘影响配戴舒适感，RGP 镜会采用缩径设计，也就缩小了光学区，容易眩光；同时，高度近视的镜片由于镜片厚重，小直径更加容易下坠。而大直径可以避免这些问题。

（3）同理，瞳孔大的人也需要做大直径以避免眩光。

五、RGP 镜设计与配适

按本章第一节中所述，RGP 镜分为球面设计和复曲面设计，选择合适的设计是获得良好镜片配适的先决条件。角膜散光过大时，不可强行使用球面设计 RGP 镜验配，要使用复曲面设计 RGP 镜验配。

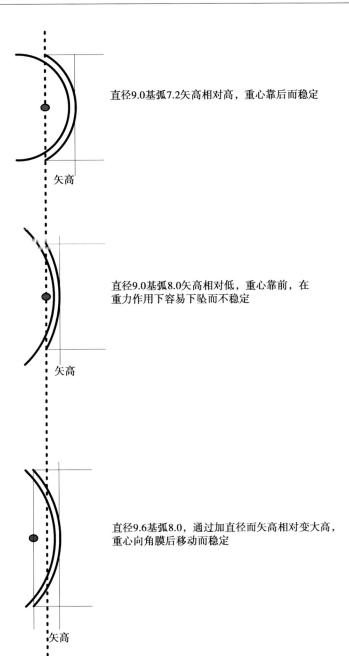

直径9.0基弧7.2矢高相对高，重心靠后而稳定

矢高

直径9.0基弧8.0矢高相对低，重心靠前，在
重力作用下容易下坠而不稳定

矢高

直径9.6基弧8.0，通过加直径而矢高相对变大高，
重心向角膜后移动而稳定

矢高

图 3-9-7 RGP 镜直径和镜片定位的关系

第四章

角膜塑形镜的验配和实践

第一节　角膜塑形镜概述

　　角膜塑形镜（orthokeratology lens），简称 OK 镜，是一种特殊的硬性透气性角膜接触镜。角膜塑形镜是一种采用特殊逆几何形态设计的硬性透气性接触镜，中央平坦而中周边陡峭，镜片与泪液层分布不均，由此产生的流体力学效应改变角膜几何形态，对称地、渐进式改变角膜中央表面形、状。通过配戴塑形镜，使角膜中央区域的弧度在一定范围内变平，从而暂时性降低一定量的近视度数，是一种可逆性非手术的物理矫形治疗方法。其验配流程、评估方法等方面都与常规接触镜或 RGP 不同。现代角膜塑形镜采用夜间戴镜的方式对角膜塑形，这种配戴方式异物感小，容易适应，镜片不容易丢失，塑形速度比日戴的方式快，而且配戴者日间不用再戴框架镜或软性角膜接触镜矫正视力，可以方便地参加体育和娱乐活动。

　　近年来的研究证实角膜塑形对儿童近视进展有明显有效的控制作用，这个结论加速了角膜塑形技术在中国这个近视大国的发展。然而在"万事问百度"的时代，互联网上充斥着对塑形技术效果的不实夸大宣传，跳过了严格的适应证筛选和复杂、严谨的验配流程的客观说明。不完整的信息不仅让近视患者同时也让验配机构对角膜塑形技术看得太简单，像购买普通接触镜一样的想法造成了很多不切实际的、过高的期望。镜片护理、管理，复查回访，异常情况处理等的不足，只会造成对配戴者眼睛健康的伤害。

　　在角膜塑形技术进入中国市场以来，一些验配者通过互相练习和实践，或是师徒带教的方式学习后就进入临床验配，这个过程是缺乏规范的、系统的培训和教育的。本章期望以简洁的语言介绍角膜塑形相关的知识和应用，包括塑形的基础知识、优缺点、验配风险、验配流程、患者管理、复诊等。同时，角膜塑形是严谨的科学而且发展迅速，不断学习和更新知识是验配师的义务。

一、角膜塑形术的历史与发展

角膜塑形术发展历史可以追溯到中国的古代，记载中古人睡眠时用沙袋压在眼睛上而获得提高的视力，虽然无法考证，但这个传说却说明了角膜塑形的基本原理——压平角膜、改变角膜曲率而减少近视。随着 20 世纪 50 年代开始的 PMMA（聚甲基丙烯酸甲酯）硬性角膜接触镜的设计与应用，有学者尝试用配戴较平坦的接触镜来改变角膜曲率，使角膜曲率平坦化而改变屈光度数。并且通过配戴更平坦的硬性角膜接触镜，加大角膜曲率的"压平化"而减少更多的近视度数，形成了早期的角膜塑形的概念。然而，当时这些方法虽然有效，但降低的近视度数不多，而且采用 PMMA 材料制作的接触镜，基本不透氧，不可长期配戴，周期长而不稳定，并且眼科界缺乏对角膜的形态进行对角膜形态变化准确评估的设备，一些权威医疗机构认为角膜塑形造成的角膜变化并非安全可控，所以角膜塑形技术在其出现后的多年未得到很好的推广和普及，发展缓慢。

20 世纪 90 年代早期，周边镜片比角膜曲率更陡的反角膜形态的"倒几何"设计出现，这种设计能有效地控制镜片定位，使得镜片改变角膜形状的效果更明显，塑形效果加倍，降低近视度数所用的时间大大减少。"倒几何"设计成为了现代角膜塑形术发展的里程碑。使用这种"倒几何"设计的角膜塑形技术称为"现代角膜塑形术"。

20 世纪 90 年代后期，高透气性接触镜材料的使用，保证接触镜配戴对角膜的生理影响更小；镜片的设计的发展，更多弧段设计、弧与弧度链接点设计、边弧设计使塑形效果更有效更安全；镜片加工工艺的不断进步，个性化的设计常常由高精度电脑可控车床来实现；角膜地形图等检查设备在眼科临床的普遍使用使得临床验配和安全监控更高效。今天，角膜塑形镜在降低光度的速度、幅度、稳定性及其安全性方面比以往有非常显著的提高。

在角膜塑形镜材料发展、设计与加工大幅进步以及近十余年的临床安全验证的依据下，美国食品与药物管理局（FDA）在 1998 年和 2004 年分别批准了日戴和夜戴型的角膜塑形镜。

我国于 1998 年引进角膜塑形镜，当时各级医院和眼镜店都进行了广泛验配，但当时我国视光学的水平整体较低，对角膜塑形术的认识不够，许多单位在不具备验配条件的情况下便大规模开展。全国出现了多起角膜塑形镜验配和使用问题，给配戴者造成了伤害，如配戴角膜塑形镜后发生视觉模糊、眼睛红痛等症状。严重者发生棘阿米巴原虫、铜绿假单胞菌等角膜感染，严重的甚至造成角膜穿孔，经媒体报道后产生极其严重的影响，甚至影响了角膜塑形镜的正常、合理的验配。鉴于此，国家食品药品监督管理局对这个行业进行了整改，下达了一系列法规制度，对角膜塑形镜验配进行严格的监督管理，并提出以下规定（详见第一章第三节附件）：

1. 验配使用角膜塑形镜是一种严格的医疗行为，必须遵照国家食品药品监督管理局的有关规定，要在具备条件的眼视光专业验配机构进行。

2. 要求验配人员是具备专业资格的医务人员，必须有验配硬性透气性角膜接触镜的经验与技术，必须经过系统的专业培训。

3. 掌握角膜塑形技术原则，科学选择适应证和使用方法，主动驾驭角膜的可塑性和镜片调整。经过医患双方的密切合作，通过定期及时的随访观察，及时发现隐患，防止可能产生的并发症。

4. 配戴后的专业指导与定期随访检查服务体系需要验配的眼视光医师与镜片制造厂家通力合作，形成沟通互动，并在实践过程中逐步完善。

近年来，我国的角膜塑形镜的验配规模得到了很大的发展，大量的研究证明角膜塑形对青少年近视进展有明确的控制作用，一些升学、参军、公务员考试对裸眼视力的要求都是客观存在的市场需求。角膜塑形技术成为眼科学、视光学的研究和应用热点，据不完全统计，目前中国已有超过 200 万人次接受了角膜塑形镜验配。

镜片设计的不断进步正在逐渐扩大角膜塑形的屈光适应证。角膜地形图设备的进步和角膜塑形验配模拟软件的开发提高了验配成功率。夜戴塑形治疗使近视患者在日间获得清晰的视力，带来相当大的方便和生活便利，提高了生活质量。因而，角膜塑形是视光学领域最有前景的应用技术之一。

二、角膜塑形镜的设计

角膜塑形镜的设计分为：① VST 设计（vision shaping treatment 视觉重塑治疗），是美国 BOSTON 公司的设计专利，目前中国使用的几种品牌的角膜塑形镜都是 VST 设计；② CRT 设计（corneal refractive therapy 角膜屈光矫治），是美国 PARAGON 公司的设计专利，2016 年底才引进中国，在第五章专门介绍。四弧区的 VST 设计，其四弧段，分别为：基弧区（又称中央光学区或治疗区），反转弧区，定位弧区（又称配适弧区）和周弧区（图 4-1-1）。

1. **基弧区（base curve）** 以下简写为 BC，对角膜的中央区施以下压的力量——决定近视矫正的降幅。

2. **反转弧区（reverse curve）** 以下简写为 RC，通过泪液流体效应对角膜组织产生外拉的作用——决定角膜塑形的速度。

3. **定位弧区（alignment curve）** 以下简写为 AC，保障光学中心的稳定性——保证镜片定位正位、保证塑形矫正效果。

4. **周弧区（peripheral curve）** 以下简写为 PC，有利于泪液的顺畅交换——提高戴镜安全性。

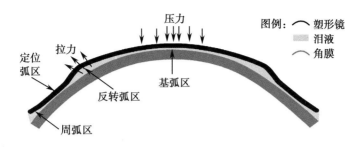

图 4-1-1　角膜塑形四弧区示意图

三、角膜塑形镜的验配方式

角膜塑形镜的验配，关键在于如何找到与角膜匹配的合适镜片"形状"，从而获得上述四个弧区的镜片定制参数。角膜塑形目前主要有三种验配方式：

（一）基于角膜中央 K 值和 e 值设计软件验配

在角膜地形图未普及前，这种方法被普遍使用。验配机构仅提供角膜曲率测量值、e 值和屈光处方，由生产方根据角膜中央的 K 值和 e 值将角膜表面简化成一个理想化的、偏心率为常数的由内向外渐平的非球面曲面，再根据经验公式计算出相应的镜片参数，直接设计定制，也没有试戴过程。此方法是上一种方法的简化，有同样的缺点。此方法提供镜片定制的参数少，遇到 e 值异常、角膜地形图不对称等情况时，容易镜片配适不良，一次验配成功率低。随着角膜地形图的普及，这种方法已基本不用。

（二）基于角膜地形图的设计软件验配

用角膜地形图仪采集患者的角膜地形数据，然后由专门的计算机软件计算出镜片参数，没有试戴的过程。验配师根据定制来的镜片做评估，如果塑形效果不好，则调整参数重新定制。这种方法为验配人员提供了便利，但还存在以下缺点：第一，各角膜地形图仪厂家数据的定义方法和数据格式不统一，没有一个通用的软件兼容所有角膜地形图仪测量的数据；第二，如果角膜地形图数据不准确，就直接造成验配失败；第三，角膜塑形是一个动态的过程，镜片与角膜之间的接触形态随时间变动，初始时的静态"最佳"设计并不能保证持续的配适，甚至可能在配戴 1~2 小时后就不合适了；第四，这种方法仅考虑了角膜形态因素进行设计，然而，角膜塑形还受到眼睑压力、泪液状态、泪液交换、泪膜质量等其他多种因素的影响。所以，此方法一次配镜成功率也不高。

（三）标准片试戴验配

角膜塑形标准片试戴镜组是根据不同的眼视光组合设计出的一套试戴镜。多数人可以在其中挑选到适合的镜片，通过试戴 2 小时至一夜后可以在其中找到适合的镜片。验配师根据试戴中对镜片配适和角膜地形图的变化观察做出修改建议，确定"正式镜片"的参数。这种方法最科学，可以真实反映镜片在角膜上的表现，与泪膜、角膜的关系，更可以发现睡眠时眼睑、泪液交换、睡眠姿势等多种在睁眼状态评估不了的影响因素。试戴后的角膜地形图更可以直观反映试戴塑形后的角膜塑形状态（图 4-1-2）。所以，一次验配成功率高，是目前国际和国内主流的塑形验配方式，也是国家食品药品监督管理局推荐的验配方式。

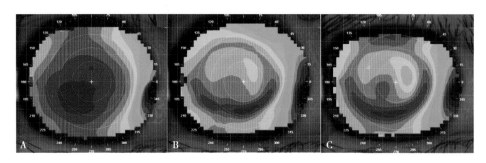

图 4-1-2　试戴后的角膜地形图变化

A. 原始角膜地形图；B. 试戴 2 小时后角膜地形图；C. 过夜试戴后角膜地形图

要注意的是，配戴塑形镜后，最快 10 分钟后就会造成角膜的塑形效果、镜片配适发生变化，使得荧光评估变化而不易判断；而日间试戴 1~4 小时后，虽然会对角膜塑形并提高裸眼视力，但并不反映睡眠闭眼时镜片与角膜的配适关系；所以，过夜试戴后的角膜地形图表现才是镜片配适是否合适的最好标准。本书介绍的是标准片试戴验配法。

四、角膜塑形镜的试戴镜组

人眼的生物学参数（角膜曲率、e 值、直径等）的个体差异很大，验配硬性角膜接触镜其实就是找到与角膜匹配的镜片的过程。理论上如果有"穷举法"产生的试戴镜最好，"穷举套装"的试戴镜覆盖了所有的可能情况，这样就可选用各种不同参数的组合来应对不同类型的角膜形态。如果真有"穷举套装"的试戴镜，那么验配塑形将会是轻而易举的事情了，但"穷举套装"的试戴镜，包括了不同弧段宽度（现代 VST 设计的塑形镜 4~5 弧段），每个弧段宽度不同；不同弧段曲率不同；不同的 toric 设计……这样的"穷举套装"组合将会是上万片的。所以实际工作中是不可能有"穷举套装"的试戴镜组。

为了节省成本，一些生产商会提供同一降幅的试戴镜（一般是–3.0D降幅），这样使得试戴镜的参数仅仅在 AC 上变化，能减少试戴镜组的数量。试戴时通过戴镜验光"修正"塑形镜的降幅再定片，比如：用 42.00/–3.00/10.6 的试戴镜片试戴，定片按片上验光的结果定 42.00/–5.00/10.6；甚至直接变化直径，定 42.00/–5.00/10.2 或同时再变化 AC 定 42.25/–5.00/10.2 等（具体如何变化就是靠视光医生对塑形镜设计的理解、对配适评估、对塑形后地形图表现的综合判断）。也有的生产商提供不同近视降幅的试戴镜，提供尽量多的试戴镜选择。比如梦戴维和 CRT 都提供 130 片以上的常规试戴镜组合。从验配的角度来看试戴镜多，可调整空间大，试戴镜接近实际定片，试戴法定片成功率能提高，但是镜多用试戴镜组的成本就较大，管理成本也高、而且试戴镜清洁消毒的人力成本、定期更新等。

要注意的是，如果是采用统一降幅的试戴镜做试戴，因为实际的定制镜片与试戴镜的降幅不同，二者的配适状态也是不同的。比如：用的是 42.00/–3.00/10.6 试戴，评估效果很好，但定制片是 42.00/–5.00/10.6，两镜片虽然 AC 相同，但是 BC 不同，即使二者的矢高差异不大，但配适还是有差异的。42.00 –3.00 10.6 的镜片 BC 相对陡，RC 相对平，镜片与角膜接触面积大，配适相对稳定；而 42.00 –5.00 10.6 的镜片 BC 相对平，RC 相对陡，镜片与角膜接触面积小，配适相对不稳定，可能容易镜片偏位（图 4-1-3）。

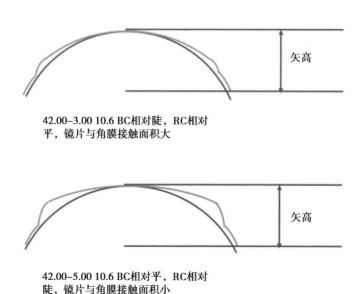

42.00–3.00 10.6 BC相对陡，RC相对
平，镜片与角膜接触面积大

42.00–5.00 10.6 BC相对平，RC相对
陡，镜片与角膜接触面积小

图 4-1-3　42.00/–3.00/10.6 和 42.00/–5.00/10.6 的镜片配适差异示意图

所以，在没有"穷举套装"试戴镜的情况下，试戴镜也尽量要丰富以方便找到参数尽量接近的试戴镜。比如不同直径、不同 toric 设计量甚至不同降幅的试戴镜。其中，尤其强调准备不同直径的试戴镜组，尤其小直径试戴镜，非常有用。

五、角膜塑形与角膜屈光手术比较

角膜塑形术是一种可逆性屈光矫正方法，如矫治效果不佳或导致角膜畸变，以及其他一些并发症，在停止戴镜后一段时期，角膜又可恢复至原有水平；而屈光手术是使角膜结构发生永久性的改变。

角膜塑形术对年龄要求相对低，尤适合于年龄较小、进展性近视的患者；屈光手术一般选择 20 岁以上，屈光度相对稳定的患者。

角膜塑形术即使成功，也必须长期配戴塑形镜以保持塑形效果；而成功的屈光手术，不需要再做任何屈光矫正。

角膜塑形术一旦失败，也可以通过改变镜片的设计和配戴方式来修正。而屈光手术失败，只能通过再次手术和其他光学方法来修正。

角膜塑形术仅适合于低至中度近视患者；而屈光手术的不断进展，手术适应证不断扩大，尤其对高度近视也能进行治疗。

第二节　角膜塑形镜的适配者选择

角膜塑形对适配人群条件有一定的限制，不是每一个人都适合做角膜塑形。严格筛选角膜塑形对象是验配师的重要职责，更是验配成功的第一步。验配师要随时牢记，不符合条件的坚决不勉强验配角膜塑形镜。

结合 2012 年中华医学会眼科学分会眼视光学组形成的角膜塑形镜临床验配专家共识和日常的工作经验，整理出角膜塑形镜的适应证和非适应证如下：

一、适　应　证

1. 符合接触镜配戴的基本适应证，包括眼部无明显炎症等。

2. 低中度近视、散光患者，并符合以下基本情况：①矫治近视量范围在 –0.75~–6.00D，以低于 –4.00D 为理想矫治范围。–6.00D 以上近视患者的验配，需由有经验医师酌情考虑处方。注意不同品牌的塑形镜注册时有不同的最大近视降幅限制（4.00~6.00D），验配时不能超过该品牌的最大值。②角膜顺规散光小于 1.50D，逆规散光小于 1.00D 相对合适。散光 1.50D 以上的患者验配，需由有经验医师酌情考虑处方。③角膜平坦子午线曲率在 41.00~45.00D。

角膜曲率过平或过陡需由有经验医师酌情考虑处方，角膜散光过大者需考虑特殊设计。④暗室瞳孔直径≤8mm。

3. 能够理解角膜塑形镜的作用机制和实际效果，并有非常好的依从性，能依照医嘱按时复查并按时更换镜片，并签署知情同意书。

4. 按SFDA要求的规范，8周岁以下的儿童不予验配角膜塑形镜。8周岁以上的儿童需要有家长监护，并确定具备镜片配戴应有的自理能力。

二、非 适 应 证

1. 眼部或全身性疾患，存在接触镜配戴禁忌证。

2. 屈光度和角膜状态不不符合前述基本条件，试戴效果差者。

3. 儿童理解角膜塑形镜矫治近视的局限和可逆性，不愿签署知情同意书者；眼部敏感度过高者。

4. 依从性差，不能按时复查，不能按照医师的嘱咐认真护理、清洁镜片和更换镜片。

5. 年龄过小（小于8岁），且家长无法配合监护。

6. 暗室瞳孔大、近视度数高且有夜间驾驶需求者塑形后可能会出现眩光影响视觉质量，需要试戴确认。

另外要注意的是，在实际工作中，各方面条件都适合的适配者也会出现试戴效果不佳的情况；反过来，表面上看条件不佳的患者也会出现试戴后配适、角膜地形图满意的情况。所以，角膜塑形的适配者选择没有严格的界线，我们更多的是靠试戴镜后作评估和角膜地形图的表现来进行判断。

角膜塑形镜的适配者选择总结为表4-2-1，可作为实践操作时的参考标准。

表4-2-1　角膜塑形镜的适配者选择

项目	适配者	相对禁忌证	绝对禁忌证
近视	近视大于-0.75D而小于等于-6.00D，近视进展快者	近视大于-6.00D（日间需戴低度框架镜）；长时间配戴软性或硬性角膜接触镜而刚停戴者	
散光	顺规散光小于1.50D；逆规散光小于1.00D	散光大于2.00D者需要考虑特殊设计	

续表

项目	适配者	相对禁忌证	绝对禁忌证
中央角膜曲率	39.50~46.00D	小于39.50D或大于46D	
e值	0.2~0.5	e值过大（大于0.8）或过小（小于0.1）	
暗室瞳孔直径	小于6mm	大于8mm	
眼压	10~20mmHg	小于10mmHg或大于20mmHg	
年龄	12岁以上	8岁以下，自理能力差	
卫生习惯	好	差	
眼睑张力和位置	眼睑张力适中，位置正常	眼睑张力特别大，睑裂特别小	
职业需求	除外禁忌证	工作环境有很多灰尘，如油漆工、机械工、管道工、车工（不适合日戴）等	深海潜水员、高空飞行员
生活娱乐需求		配戴者个人卫生比较差	
眼球局部生理	除外禁忌证	轻度干眼，3~9点角膜染色	圆锥角膜，角膜变性，眼前段急性炎症，严重干眼
全身疾病	除外禁忌证		急慢性鼻窦炎，严重糖尿病，结缔组织疾病，精神病，严重过敏体质

三、适配者选择的非医学因素

注意仅凭上述"医学"标准来判断患者是否为适配者还不够，还有其他重要信息要了解：

1. 患者及家属是否有很好的理解能力。良好的理解能力才能带来良好依从性和顺畅的医患沟通，避免和减少纠纷。

2. 患者家庭的经济能力是否能接受塑形镜验配的相关费用。验配师要告知每 1~2 年要更换一次镜片，每次都要数千元费用，而且没有医保。所以，经济承受能力不足的患者对镜片参数调整、丢失、损坏所发生的费用承受力差，是医患纠纷的主要来源。

3. 了解患者或家长的诉求。患者或家长选择角膜塑形镜的目的，是视力矫正还是控制近视。多数儿童配戴的目的是控制近视，但控制的效果因人而异，差异很大，因此我们要降低患者家长的期望值，让他认识到近视进展受基因的影响大，受环境的影响小，配戴塑形镜能相对减缓近视进展的速度，却无法制止它。

4. 了解儿童配戴塑形镜的意愿、依从性、主观能动性、是否住校或走读、是否很敏感或易躁狂、是否讲卫生和自律。注意，哪怕家长强烈要求给孩子验配塑形镜，也不可强迫不愿意戴镜的儿童验配。

第三节 医患沟通：如何向适配者（家长）介绍角膜塑形镜

中国验配角膜塑形镜的主要群体是儿童，所以向儿童的家长推荐该技术同样是非常重要的技能，需要视光师认真学习和掌握。掌握角膜塑形镜相关的知识和推荐逻辑、流程是角膜塑形镜验配师的基本功。

一、角膜塑形镜的近视控制原理

（一）眼球发育与离焦

自然状态下，人类出生时为高度远视状态，很快变成低度远视，然后在儿童、青少年时期逐渐变为正视，是为人类的正视化过程。当眼轴发育过快、和眼球屈光系统不匹配时，就产生了轴性近视（图 4-3-1）。

光线会聚到视网膜前时，称近视性离焦；反之，光线会聚到视网膜后时，称远视性离焦（图 4-3-2）。视网膜的离焦状态直接影响了眼球的发育过程，影响近视的发生与发展。研究认为，远视性离焦有近视促进作用，所以，要避免远视性离焦以控制近视进展（近视过矫正就是远视性离焦）。

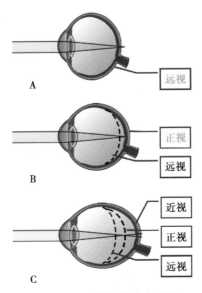

图 4-3-1 眼轴的发育与近视

A．出生时眼轴短，是远视眼；B.随着眼球发育眼轴增长变为正视眼；

C. 眼轴发育过快眼轴过长，是近视眼

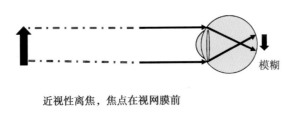

近视性离焦，焦点在视网膜前

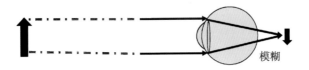

远视性离焦，焦点在视网膜后

图 4-3-2 近视性离焦与远视性离焦

（二）近视与周边远视性离焦

轴性近视者，眼轴过长，使其后极部呈长椭圆状态，如果用普通单光镜片矫正黄斑中央凹的屈光不正，就会使周边视网膜处于远视性离焦状态，我们称为周边远视性离焦（图 4-3-3）。

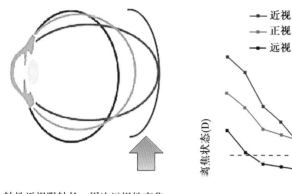

轴性近视眼轴长，周边远视性离焦

A

B

图 4-3-3　屈光状态与周边离焦

A.轴性近视用普通单光镜片矫正导致周边远视性离焦；

B.研究发现近视眼周边远视性离焦最多

（三）周边远视性离焦对屈光发育的影响

Earl Smith 的团队给正视的恒河幼猴戴上凹透镜（负透镜），中央切出一个孔洞，而保留周边的透镜光学效果（左边的线段代表切了孔洞的凹透镜）。这样，中央无屈光效果，而周边仍然保留了凹透镜的负透镜效果。这时，周边的视网膜上会形成远视性离焦效果，中央无离焦保持清晰像（图 4-3-4）。在这种情况下，幼猴会被诱导眼轴增长、近视进展，即周边视网膜的远视性离焦对近视诱导作用更大。并且在这种情况下，对黄斑进行激光光凝，眼轴仍然增长，近视仍然进展，即没有黄斑的影响，仅仅在周边视网膜远视性离焦的作用下，近视仍然进展。他们推测周边光学远视性离焦可致恒河猴近视进展，黄斑切除不能阻止该过程的发生。说明屈光发育不依赖于黄斑中央凹的离焦状态；反而位于"余光"内不被我们注意的远视性离焦会加速近视的进展。

（四）配戴角膜塑形镜后的周边离焦变化

研究发现配戴角膜塑形镜后，角膜形态发生变化，使得周边视网膜形成了近视性离焦状态（图 4-3-5）。而周边视网膜的近视性离焦可保护近视，减缓眼轴增长。这是角膜塑形镜控制近视进展的主要理论。

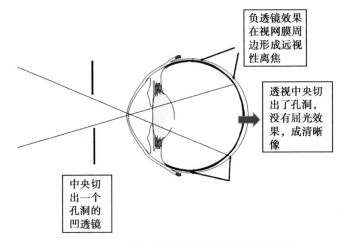

图 4-3-4 周边远视性离焦促进动物近视进展

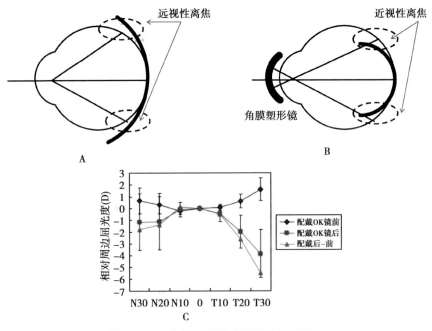

图 4-3-5 角膜塑形形成周边近视性离焦

A.近视眼周边视网膜远视性离焦；B.角膜塑形后周边视网膜近视性离焦；

C.配戴角膜塑形镜后测量到的周边视网膜离焦变化——向近视性离焦偏移

引自 陈志等.角膜塑形镜对周边屈光度的影响及其作用机制.

中华眼视光学与视觉科学杂志.2012；14（2）：74-78

二、角膜塑形镜的安全性

通过对历年来角膜塑形的文献研究和近年来的膜塑形相关的 meta 分析（meta 分析是对具备特定条件的、同课题的诸多研究结果进行综合的一类统计方法）的阅读和整理，我们发现 2001~2008 年间，有超过 100 例因角膜塑形造成的感染性角膜炎（包括细菌性和棘阿米巴性）报道。而在近年来（2005~2015 年）对角膜塑形研究文献的报道中，虽然角膜塑形的不良反应大于对照组，但是都是一些轻度的并发症（图 4-3-6），多数是 2 级以下的下方角膜上皮脱落和着色（轻度）、轻度结膜充血等，而且在短期停戴后就能够迅速恢复正常。近年来的文献研究未发现因配戴角膜塑形镜造成的严重并发症，也无角膜炎的报道（表 4-3-1）。

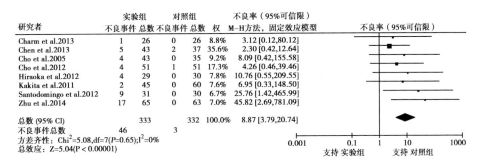

图 4-3-6　角膜塑形组和对照组的不良反应发生情况对比

Bullimore 等（2013）对 1317 例夜戴型角膜塑形镜配戴者进行了调查，8 例浸润性角膜炎事件中 6 例发生于儿童，677 例儿童配戴者中 2 例发生微生物性角膜炎。微生物性角膜炎的估计发病率为 7.7/10 000（全部）和 13.9/10 000（儿童），与每日配戴硬性透氧性角膜接触镜（RGP，1.2/10 000）和长期配戴软性角膜接触镜（13.3/10 000~19.5/10 000）微生物性角膜炎发病率相似。目前我国角膜塑形镜配戴者以青少年和儿童为主，13.9/10 000 的微生物性角膜炎发病率虽然不算高，但每年几十万人次的绝对验配人群长期配戴，潜在的风险还是需要重视的。

回顾以往的文献报道，角膜塑形镜相关的细菌性角膜炎与患者性别、配戴前近视的度数及镜片的品牌关系不大，而是与验配者和配戴者缺乏培训和教育、不正确的配戴方式、护理不当和随访不及时相关，所以该问题的防范在于规范的验配和护理、对配戴者与家长的宣教、准时的随访检查和及时的并发症处理。

随着角膜塑形镜材料、设计的进步和验配开展的规范化，在对配戴者做好教育、监控的前提下，角膜塑形是安全的。在中国，儿童是角膜塑形镜的配戴主流人群，在配戴过程中应受到家长更多的关注，确保其定期复查才能保证角膜塑形的效果和安全性。

表 4-3-1　文献研究中的角膜塑形不良反应发生情况

研究者	发表时间	并发症描述
Cho et al.	2005	角膜塑形组中 4 名患者因为角膜并发症而退出了研究（其中 2 人复发性角膜点状染色，2 人角膜炎症）
Walline et al.	2009	没有因并发症而退出的患者
Kakita et al.	2011	角膜塑形组有 2 人发生中度角膜浸润，1 周治疗后恢复并接着戴镜。无角膜溃疡等并发症出现。框架镜组无并发症出现
Cho and Cheung	2012	框架眼镜对照组中排除了一个复发性角膜炎的患者。角膜塑形组中有 5 人退出，其中 3 人因轻度鼻炎导致角膜点状染色，1 人结膜充血，1 人右眼睑板腺囊肿。停戴塑形镜后，这 5 人的眼健康和视力都未受到影响
Hiraoka et al.	2012	角膜塑形组中 3 名患者出现轻度浅表点状角膜点状染色，1 个患者出现轻度角膜浸润，这些体征在停戴 1 周后都完全消失，患者继续戴镜。无角膜溃疡等并发症出现。框架镜对照组无并发症出现
Santodomingo-Rubido et al.	2012	角膜塑形组中有 9 人出现并发症，包括：角膜点状染色，角膜浸润，结膜炎，接触镜致周边溃疡，角膜上皮隐窝，睑缘炎和睑腺炎。其中 2 人退出了研究。本研究中角膜塑形组发生的并发症都不严重，而且与其他接触镜配戴并发症发生率相当，都是在视光诊所就可以直接处理的
Charm and Cho	2013	角膜塑形组和框架眼镜对照组中都出现了角膜点状染色的患者，但塑形组的患者更多，但所有的角膜点状染色都是不严重的 1~2 级点状染色。角膜塑形组中有一个 2 级周边角膜点状染色患者退出了研究。此外，无其他并发症出现
Chen et al.	2013	角膜塑形组相对更容易在周边产生轻度的浅表 1 级角膜点状染色（发生率不到 10%）。两组都没有因为眼健康问题而退出研究的患者

儿童配戴角膜塑形镜的安全性是家长最关心的问题。充分、客观地说明角膜塑形镜的安全性，是角膜塑形镜验配达成的核心要素。实际工作中，视光师可以多阅读相关的文献研究和书籍，并把其中的重要、关键的研究结果和结论整理打印给家长阅读。

相关的研究文献，可在 www.pubmed.com 上，输入 orthokeratology 检索查询。

三、角膜塑形近视控制的有效性

按已发表的研究文献，角膜塑形镜控制眼轴增长的范围在 40%~60% 之间（图 4-3-7），是目前所有干预近视进展的光学方法中最有效的。

研究者(年)	随访时间 (年)	眼轴测量 设备	眼轴(mm)		眼轴变化		近视控制 率(%)
			OK	控制组	OK	控制组	
Cho et al.(2005)[15]	0.5	A-scan	24.50±0.71	24.64±0.58	0.03 ± 0.13	0.24 ± 0.13	88
—	1	—	—	—	0.16 ± 0.20	0.34 ± 0.16	53
—	1.5	—	—	—	0.19 ± 0.22	0.47 ± 0.19	60
—	2	—	—	—	0.29 ± 0.27	0.54 ± 0.27	46
Zhu et al.(2014)[17]	1	IOLMaster	24.91±0.83	24.85±1.08	0.16 ± 0.17	0.39 ± 0.21	59
—	2	—	—	—	0.34 ± 0.29	0.70 ± 0.35	51
Charm et al.(2013)[10]	0.5	IOLMaster	26.05±0.80	25.97±0.53	0.02 ± 0.10[&]	0.19 ± 0.11[&]	89
—	1	—	—	—	0.06 ± 0.12[&]	0.30 ± 0.19[&]	80
—	1.5	—	—	—	0.14 ± 0.13[&]	0.43 ± 0.25[&]	67
—	2	—	—	—	0.19 ± 0.21[&]	0.51 ± 0.32[&]	63
Kakita et al.(2011)[14]	2	IOLMaster	24.66±1.11	24.79±0.80	0.39 ± 0.27	0.61 ± 0.24	36
Hiraoka et al.(2012)[16]	1	—	—	—	0.19 ± 0.09	0.38 ± 0.20	50
—	2	—	—	—	0.45 ± 0.29[*]	0.71 ± 0.35[*]	37
—	3	—	—	—	0.64 ± 0.35[*]	1.00 ± 0.45[*]	36
—	4	—	—	—	0.82 ± 0.40[*]	1.24 ± 0.55[*]	34
—	5	IOLMaster	24.09±0.77	24.22±0.71	0.99 ± 0.47	1.41 ± 0.68	30
Chen et al.(2013)[18]	0.5	IOLMaster	24.37±0.88	24.18±1.00	0.07 ± 0.13	0.19 ± 0.08	63
—	1	—	—	—	0.15 ± 0.18	0.36 ± 0.16	58
—	1.5	—	—	—	0.24 ± 0.23	0.51 ± 0.24	53
—	2	—	—	—	0.31 ± 0.27	0.64 ± 0.31	52
Cho et al.(2012)[11]	0.5	IOLMaster	24.48±0.71	24.40±0.84	0.09 ± 0.10	0.20 ± 0.11	55
—	1	—	—	—	0.20 ± 0.15	0.37 ± 0.16	46
—	1.5	—	—	—	0.30 ± 0.20	0.50 ± 0.21	40
—	2	—	—	—	0.36 ± 0.24	0.63 ± 0.26	43
Santodomingo et al.(2012)[19]	0.5	IOLMaster	24.40±0.81	24.22±0.91	0.12 ± 0.11[&]	0.18 ± 0.10[&]	33
—	1	—	—	—	0.22 ± 0.09[&]	0.37 ± 0.18[&]	41
—	1.5	—	—	—	0.42 ± 0.13[&]	0.53 ± 0.31[&]	21
—	2	—	—	—	0.47 ± 0.18[&]	0.69 ± 0.33[&]	32
Chan et al.(2014)	2	IOLMaster	24.74±0.13	24.71±0.08	0.61 ± 0.13	0.80 ± 0.04	24

图 4-3-7 近年角膜塑形研究的近视控制率对比

四、介绍角膜塑形镜的医患沟通案例

向儿童家长介绍角膜塑形镜更需要扎实的理论和有效的沟通技术。推荐的

逻辑性很重要，从近视的发生发展，眼轴的变化开始说明近视控制的重要性，引起家长的兴趣；再通过科研文献研究结论打消家长对安全性的疑虑；最后以研究数据证明角膜塑形镜控制近视的有效性而最终达成推荐目的（图4-3-8）。

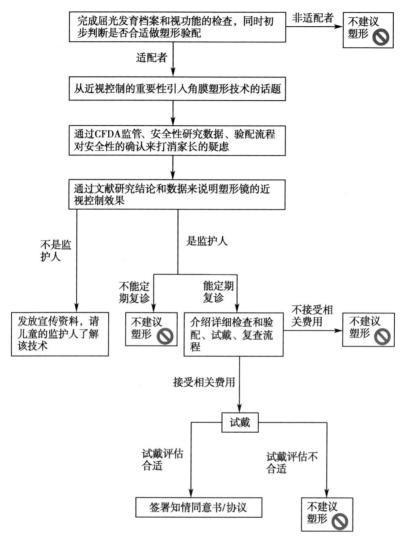

图4-3-8　角膜塑形镜的推荐逻辑和流程

下面以实际的案例来说明。

医生：孩子除了验光外还要做一下眼轴和角膜曲率的检查，这些检查和今天配镜没关系，但很重要，要留一个底。比如近视了，了解近视是怎么构成的？是因为眼轴长造成的，还是黑眼球（角膜）的弯曲度大造成的。以后来复查时如果近视增长了，我们再做一次这些检查，对比这些数据的变化，才知道近视的发展原因，是眼轴增加（增加得快还是慢）还是角膜的弯曲度变化造成。

家长：没听明白。

医生：画个图给您看看（及时在纸上画图描述，可参考图 4-3-1）。

家长：哦，那以后都要做这些检查的了？（即使家长不能完全理解，我们也要尽可能解释清楚。）

医生：是的啊，这些检查数据的汇总就叫屈光发育档案，记录眼球的变化，记录近视的变化，以后来了，增加了 100 度近视，我才知道这 100 度是怎么来的。才好有根据地给出处理方案。这个检查要收 ××× 元检查费。

家长：好的。

医生：除此之外，还要做一下视功能检查，要了解眼睛变焦的能力和双眼协调一致的能力。如果这些视功能有问题，近视就会发展快。

家长：原来没做过这些啊。有意义吗？

医生：您看，这么多孩子都在做，而且很有意义，您先做，等有了结果我给您解释。

医生：检查做完了，我们来分析下检查结果。孩子有近视了，而且是真性近视。因为刚才测量的这些调节指标都表示孩子没有调节痉挛，没有假性近视的情况。集合功能倒是好的，这个是检查他双眼协调的能力，有没有潜在的斗鸡眼，或外斜，就是一眼看左、一眼看右的情况。总的来说，无论如何要配镜的。而且，现在第一次检查就 200 多度了，要做近视控制的。

家长：是啊，孩子才 9 岁就这样以后怎么办啊。

医生：如果戴框架镜，近视会增加得比较快，现在 9 岁，按这个趋势，到 16 岁时近视就很高了。建议您做角膜塑形镜控制近视，就是晚上睡前戴上一种硬性隐形眼镜，早晨起床取下来，白天视力是好的 1.0（高度数不能这么说），可以运动，可以游泳，相当于变成正常眼了。而且最关键的是，配戴角膜塑形镜每年近视增加很少，这样就避免孩子以后变成高度近视了。

家长：啊，孩子这么小戴隐形眼镜？对角膜有没有损害？

医生：我理解您很担心儿童戴接触镜的安全问题，但我得说我们比您还关心安全问题。第一，角膜塑形镜是获得国家药监局 CFDA 批准的，如果它是有害健康的，是不可能允许生产或进入中国市场的。而且角膜塑形技术现在很热门，因为这个是目前循证医学证明对近视控制有效的方法。您如果有兴趣可以上医学期刊数据库的网站（可推荐万方医学网，对英文好的家长可推荐 PubMed）查查，输入"角膜塑形（英文网站查 orthokeratology）"的关键词，一定会搜出成百上千篇相关的文章和研究。如果没效果或者不好，是没有人研究的，这是科学；反而那些什么中药、眼贴治疗近视的都是假的、伪科学，医学期刊数据库一定没有。您看这些是近年来角膜塑形镜的安全性分析和近视控制效果的研究数据（使用图 4-3-6、图 4-3-7、表 4-3-1 作为工具）。第二，我们比您更关心安全问题，所以要做如此多的检查流程，如角膜地形图、染色评估，尤其要过夜试戴，我们借给孩子一个试戴镜今晚回去试戴，明天来复查，要确认眼睛不红不痛不痒，角膜好，角膜地形图好，视力提高了，确认安全了才会做的。您看，这么多孩子排着队的都是做这个的。

（指着整理好的角膜塑形病例档案）您看这些都是在我们这里做塑形的孩子，都是安全的，我们从 2007 年就开展了，个个都很好，平均都是 2 年近视才增加 25 度的。（对于有一定理解能力的可以对图 4-3-7 近视控制效果的研究数据进行解释。）

医生：（对于喜欢深究塑形镜近视控制原理的家长可以使用图 4-3-3~ 图 4-3-5 介绍。）

家长：好吧。

医生：您是孩子的监护人吗？

情况一

家长：我是他姨妈。

医生：哦，那不行，得直系亲属才能给孩子做这个决定。这个比较复杂，价格也贵，而且孩子摘戴镜需要家人盯着的。

医生：先拿一本角膜塑形镜的介绍手册回去给他妈妈看看了解下吧，决定要做了再来。

家长：哦，我可以决策的，她是外地的，来不了。多少钱？

医生：一般情况下，镜片可以使用 1.5~2 年，就是说，平均每年为这个近视控制作用支付 ××× 元左右的费用，包括以后每次复查的费用、护理液等。但近视控制效果好。

家长：哦，那真得给他妈妈说，让他妈妈决定吧。

情况二

家长：我是他妈妈。

医生：好的。那等下我们先帮孩子做下角膜地形图等基础检查，看看孩子是否适合做塑形，然后给他做一下试戴，有可能需要在我们这的体验区睡 2 小时看看效果（这个可以让家长看到塑形后视力明显提高的效果，增加信心）。到时，我们看了角膜地形图后再决定是否还需要借镜片回去过夜试戴（多数是要过夜试戴的）。明天早晨带孩子来复查，如果眼睛不红不痛，视力提高，角膜地形图好，角膜好，我们才确定给做塑形。这也是确认安全性的过程，我们确认安全了，才给孩子做塑形的，所以您放心。

家长：（看到很多孩子在试戴）好吧，试试。

医生：还有另外2件事情要说清楚，您是居住在本地的？

家长：是的。

医生：第一，塑形镜价格相对较贵。为了控制近视，您要在约2年内花费一共约×××元，平均一年×××元，但能获得很好的近视控制效果，避免以后高度近视。第二，您要定期复查，不能当普通商品买回去就不管了。这个就像矫牙，得经常复查的，这样才能保证安全。角膜塑形镜就相当于矫牙用的那些合金钉和钢线，要定期检查调整的，不是镜片的问题，是检查调整的问题。您能做到定期带孩子来复诊吗？

家长：我们就住本地，定期复诊是可以的，但是这个有些贵，要戴到什么时候啊？（如果患者因为各种原因不能保证复诊，则不建议做角膜塑形验配。）

医生：一般情况下，要戴到18岁左右，目的是为了让近视发展得很慢。等他身体发育稳定了，近视不再增加了，可考虑其他方法，愿意做屈光手术的也可以。医疗方面我负责做好，价格得您考虑。

家长：我和他爸爸商量下。

医生：是要好好商量的。您考虑清楚，我们安排做。注意，孩子正在发育期，错过了这个黄金时期，以后再想做近视控制效果就没现在好了。如果高度近视了，不仅很麻烦，而且有眼病的风险。我认为，有条件还是该做。

家长：商量了，孩子太小，他爸爸不愿意。

医生：那好，这个您考虑，您决定。那就先做一个框架镜吧，半年后如果近视发展快，再考虑来做角膜塑形。其实好多家长都像您这样，孩子度数低时不做，等度数高，近视发展快时又来做，又后悔怎么不早做，而且度数越高，我们越不好做，风险也增加。

家长：还是框架吧。

医生：好的。

情况三

家长：我们考虑了，只要能控制好近视，价格可以接受。

医生：检查完成了，我看看结果。哦，角膜地形图条件还可以，但孩子的角膜直径太小，得用小直径镜片试戴。我们先安排给他试戴右眼44.00 / −3.00/10.2 左眼43.50/−3.00/10.2 的镜片评估下看看。

医生问孩子：弟弟，镜片戴好了，戴着不痛吧？

孩子：有点异物感。

医生：闭眼就没有吧？

孩子：是的。

医生：那就好啊，你以后戴镜时是在睡觉的，没感觉。

医生：评估还可以，今天没有事就让孩子在这睡2小时。我们看看2小时后的角膜塑形结果，你们也会看到他视力的提高。

（2 小时后）

医生：2 小时了，角膜地形图可以的。但他角膜小，曲率高，还是过夜试戴看看，好吧？明天上午，不要洗脸，起来直接过来，就 8：30 吧。

家长：为什么要这么早？明天周末想多睡下。

医生：我们要看他起床不久时的镜片状态，镜片是否黏附角膜，角膜是否完好，如果拖得时间久了，就看不出来了。

家长：好的。

（第二天早晨）

医生：经过检查和试戴评估，孩子的情况是好的，可以做塑形配戴。

家长：框架眼镜还要吗？

医生：建议还是保留原来的旧眼镜，以防有时会出现戴不了塑形镜的情况，如被同学传染了红眼病或是重感冒了，鼻涕眼泪很多，症状很重，还可以临时用一下。

家长：价格贵，能打折吗？

医生：看病、检查、治疗我们会帮您认真做，但价格真得您考虑。

家长：好吧。

医生：角膜塑形镜很特殊，有一些知情同意书和协议需要签字，您还要仔细看看，同意的话，先签字。

第四节　角膜塑形镜验配流程

结合 2012 年硬性透气性接触镜临床验配专家共识，总结角膜塑形镜参数选择和验配流程为图 4-4-1。

一、验配前检查

验配前检查的流程与 RGP 镜验配相同，包括问诊，眼健康检查，确定适配者等。此外角膜地形图、角膜内皮和眼轴长度等作为重要的检测内容。

1. **眼健康检查**　排除角膜塑形的验配禁忌证。角膜塑形的禁忌证与 RGP 相似，比如眼前节各种活动性的炎症，未经治疗的春季卡他性结膜炎，还有重症干眼、睑板腺功能障碍等。与 RGP 一样，睑裂高度、眼睑弹性同样会影响镜片的定位，相对西方人而言，中国人睑裂小、眼睑紧（见表 1-1-1），过夜配戴塑形镜更容易出现侧方偏位。

2. **验光**　能让我们快速了解病人的屈光状态，了解塑形的难度，与患者或家长做好沟通。近视度数越高，则塑形越困难。

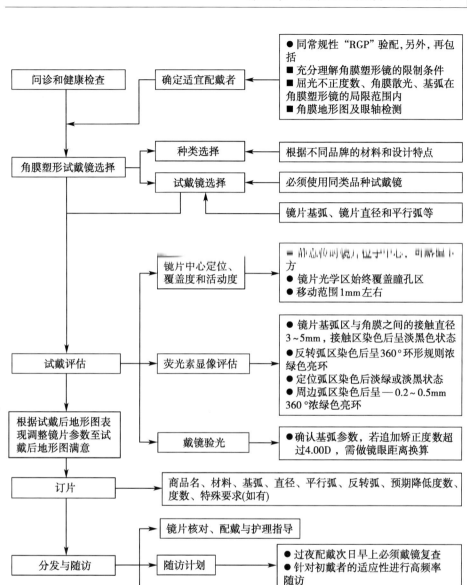

图 4-4-1　角膜塑形镜参数选择和验配流程图

　　验光后要计算患者内在散光的大小（按第三章中提到的内在散光计算的方法），如果内在散光较大，塑形矫正角膜散光后会暴露内在散光而影响矫正视力。

　　3. **眼轴测量**　可以用 IOL-Master 或 A 型超声测量，但 A 超需要接触角膜，儿童测量常常配合差而不容易测准，有条件的建议 IOL-Master 测量。眼轴长度不是验配角膜塑形镜的指标，却是判断近视是否进展的重要参数。由于塑形镜配戴过程中，近视屈光度被"塑形"消失，无法在不停戴塑形镜的情况下了解近视的进展情况。但我们可以通过观察眼轴的变化，来参考判断近视进展的程度。

4. **角膜地形图** 角膜地形图是角膜塑形验配最重要的配戴前检查。在角膜地形图的辅助下，经验法验配的成功率可以达到 70%~85%，试戴法的成功率可以达到 90%~95%。角膜地形图测量的是 9~12mm 直径范围内的曲率，帮助我们了解角膜上下方、鼻颞侧的对称程度，散光大小及范围（宽度），顶点位置等信息；而角膜曲率计观察的仅仅是角膜中央 3mm 范围内的曲率，参考意义有限（详见第一章第四节）。

图 4-4-2 是两个不同的角膜，它们都是 2.90D 左右的角膜散光。但图中 A 的角膜散光范围小（apical，顶点角膜散光），约在 5mm 范围内；而 B 的角膜散光范围大，约在 7mm 范围内（limbus to limbus，边到边的散光）。角膜散光范围的大小会影响我们塑形镜在角膜上的定位，边到边的散光容易导致镜片定位不佳。角膜散光范围（宽度）可以用角膜地形图的标尺工具测量。

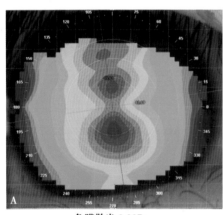 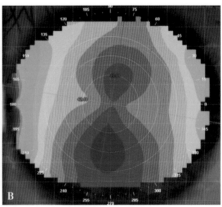

角膜散光 2.92D　　　　　　　　　　　　角膜散光 2.86D

图 4-4-2　顶点角膜散光与边到边的散光

A . 顶点角膜散光（apical）；B. 边到边的散光（limbus to linbus）

角膜地形图中有很多的测量参数，但以下参数是我们验配塑形镜的重要选片参考：HVID、平坦 K 值（FK）、e 值，散光大小（dK）及散光的范围。

5. **可见虹膜横径（HVID）和暗室瞳孔直径** 可以使用 IOL-Master、角膜地形图或者 HVID 测量尺测量，有的电脑验光仪也带 HVID 测量功能。由于测量标准不同，IOL-Master 和电脑验光仪测得的角膜直径常常是以"白到白"（不透明的白色巩膜间的距离）为标准测量的，比使用手动测量（以半透明的角巩膜缘间的距离为标准）的 HVID 尺或角膜地形图大 0.2mm 左右。推荐用角膜地形图手动测量。

角膜塑形成功率最高的是 11.8~12.3mm 直径的角膜。过大或过小的 HVID 都不容易验配。按第一章表 1-1-1（中国人和西方人的角膜参数比较），中国儿童的角膜 HVID 为 11.2mm±0.3mm，普遍偏小，验配时要注意选择合适的镜片直径。

暗室瞳孔直径大，超过塑形治疗区的，塑形后容易出现眩光，有夜间驾驶需求的患者，需要注意。

二、镜 片 选 择

镜片的选择包括种类选择、试戴镜选择、镜片参数选择。不同品牌的角膜塑形镜因材料、设计不同，有其特定的试戴镜系统，试戴镜不可通用，必须采用同类品种的试戴镜。镜片选择的关键参数为镜片直径、镜片基弧、包括平行弧和反转弧等中周边弧度、预期降低度数，若为日戴类型，则需要考虑镜片光度。

1. **种类选择**　常规设计的角膜塑形，各弧区均为球面设计，对于过大的散光，尤其边到边的散光容易配适不良、偏位。如遇角膜散光大、角膜散光对称性差、边到边的角膜散光、超高度近视降幅设计等情况时，就需要做特殊设计。此外，不同品牌的塑形镜试戴镜提供的镜片直径、降幅等都不同，验配师需要根据具体的情况选择。注意，要使用同类品牌、品种的试戴镜定片。

2. **镜片参数选择**　按检查的相关参数选择第一片试戴镜，根据荧光配适评估、试戴后的角膜地形图结果在此基础上调整。试戴镜选择有三个基本参数：镜片直径（TD）、定位弧（AC）、目标降幅（TR）。

（1）镜片直径（TD）：理想的 TD 比 HVID 小 1.0~1.5mm，这样的镜片活动度良好，同时对角膜的覆盖度足够。所以镜片直径（TD）的选择为：TD = HVID−1.0~1.5mm。

（2）定位弧（AC）：可根据平坦 K 值（FK）和 e 值计算定位弧（AC）。Luk et al（2001）的研究中，对于四弧区设计的角膜塑形镜，选择定位弧（AC）时可由 e 值计算，计算公式为：$y = -3.465 \times e^2 - 0.3396 \times e + 0.26$（$y$ 表示选择的 AC 与平坦 K 值 FK 的差异量）。由于现代角膜塑形镜设计常常把 AC 弧再分为 AC1 和 AC2，且 AC2 常常比 AC1 平坦 1.0~1.5D（视设计而不同），而我们平时说的 AC 却是指 AC1。所以 Luk 的公式可以修正为：$AC1 = FK + (-3.465 \times e^2 - 0.3396 \times e + 0.26) + 1.0$。大多数试戴镜设计的原理是假设角膜 e 值为 0.5 为基准制作的，因此当 e 值在 0.3~0.6 间时，AC 可选择与 FK 一样的值（可不用公式计算）；e 值 <0.3 或 >0.6 时，建议按公式计算参考选片。当 e 值越高时周边角膜越平坦，比如：当平 K 为 44.00D，e 值为 0.8 时按上述公式计算的 AC1=44+（$-3.465 \times 0.8^2 - 0.3396 \times 0.8 + 0.26$）+1.0 =42.77D，这个结果会比 FK（44D）平了不少，这时候由于 e 值高，角膜的形态与标准试戴镜差异大，验配就不容易了。

用公式计算比较烦琐，也有一些生产商提供了按临床经验设计的表格供查阅（表 4-4-1）。

表 4-4-1　按 e 值选 AC 查表法

e 值	AC 调整方案
0.30~0.40	比平 K 陡 0.25~0.50D
0.40~0.45	平 K，或比平 K 陡 0.25D
0.45~0.50	平 K
0.50~0.55	比平 K 平 0.25D
0.55~0.60	比平 K 平 0.50D
0.60~0.65	比平 K 平 0.50~0.75D
0.65~0.75	比平 K 平 0.75~1.00D

此外，有一些品牌的塑形镜，其 AC 是非球面设计，而不是由 AC1、AC2 两段弧组合的。非球面设计已经考虑 e 值的因素了，对于这种设计的塑形镜，按公式或查表选择 AC 就不太准确了，如 e 值无过大或过小的特殊情况，可直接采用平 K 来选择 AC。当然，临床还需要根据具体的试戴评估表现和试戴后的地形图来调整。

（3）目标降幅（TR）：根据目标降幅选择相应的接近降幅的试戴镜即可。有的品牌塑形镜试戴镜较多，每一档 AC 都提供从低到高多种降幅设计的试戴镜；有的则仅提供某固定降幅的试戴镜（如 -3.00D 的降幅）。理论上，试戴镜的降幅与真实所需要的降幅越接近越好，但为了减少试戴镜数量，提高效率，多数生产商仅提供固定降幅的试戴镜。

荧光评估和试戴后的地形图满意后，通过戴镜片上验光来确定所需要的降幅设计。

三、试 戴 评 估

给患者试戴角膜塑形试戴镜时，建议适量使用表面麻醉眼药水，表面麻醉可以减少反射性流泪，减少患者初戴镜的异物感，获得快速的良好评估条件。患者戴镜适应后（20~30 分钟），拉开上眼睑并在上方球结膜点入适量荧光素染色。嘱患者瞬目数次，并在之后的 1~3 分钟间用裂隙灯的钴蓝光观察。

1. **理想的配适特点**　试戴镜片后，通过荧光染色评估，初步判断镜片和角膜的配适关系。实践中可参考图 4-4-1 流程图中的标准进行初步判断。一般情况下，生产商会提供该品牌理想配适的荧光配适图给做参考。

图 4-4-3 中的 A、B、C 分别是理想的、过平坦的和过陡峭的配适状态。

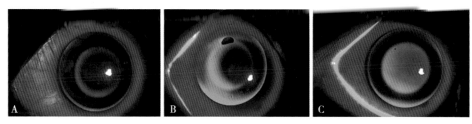

图 4-4-3　理想、过平坦和过陡峭的配适状态

A. 理想配适；B 过平坦配适；C 过陡峭配适

各品牌的塑形镜设计不同，生产商提供的"理想"配适图可能也不同，所以，角膜塑形镜验配中是没有统一 "理想配适标准" 的。了解所用试戴镜在裂隙灯下的理想适配形态，反复观察对比，多次实践才能获得对该品牌"理想配适"的感觉。然而，不论什么塑形镜品牌，理想的配适图都应该符合以下要求：

（1）镜片要居中定位（试戴时坐位，由于重力的影响镜片容易偏下方定位，但可能闭眼后镜片定位会变好，这种情况可以通过过夜试戴来判断）。

（2）瞳孔区要有镜片"接触"，表现为黑色的无荧光区。

（3）AC 区必须是宽的、与角膜接触的 360° 的环形。

（4）RC 是窄而深的（四、五弧区设计）或是宽底的锥形（EZM 或 BE 设计）。

2. **荧光评估的特点和意义**　要特别注意的是，荧光评估不是塑形镜配适是否合适的判断因素。但荧光评估也是验配中的一个重要环节，可以提供以下信息：

（1）如果是角膜地形图或角膜曲率明显测量错误造成选片错误，在荧光评估图上会很容易发现。图 4-4-4 中 A 是给角膜曲率为 43@180、 43.5@90 的角膜配戴 AC 为 41.00D 的塑形镜的配适效果，明显偏松；B 是给同一角膜配戴 AC 为 45.00D 的塑形镜的配适效果，明显偏紧（使用了滤光片，可获得更好的观察效果）。

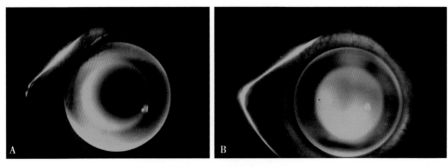

图 4-4-4　明显偏松和偏紧的配适

A. AC 为 41.00D，明显偏松的配适效果；B. AC 为 45.00D，明显偏紧的配适效果

注意：如果仅仅是少量的 AC 的变化，在荧光评估中是不容易发现的。图 4-4-5 显示的是 AC 为 40.50D、41.50D 和 42.25D，降幅均为 -3.00D，直径 10.6mm 的试戴镜，在 41.50@180 /42@90 角膜上的荧光评估效果，按平 K41.50D 来选片，AC 为 41.50D 的试戴镜应该是最理想。

把这三张评估图放在一起比较是有差异的，但是如果把 AC40.50D（放松 1.00D）和 AC42.25D（收紧 0.75D）的评估图单独看，都可以认为是可以接受的状态。

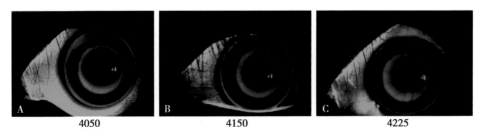

4050　　　　　　　　　4150　　　　　　　　　4225

图 4-4-5　AC 差异不大的试戴镜的评估效果

A. AC 为 40.50D 试戴镜的荧光评估效果；B. AC 为 41.50D 试戴镜的荧光评估效果；

C. AC 为 42.25D 试戴镜的荧光评估效果

图 4-4-6 左图显示的是一个塑形镜荧光评估的照片，在这个评估中，基弧区与角膜接触面积小，镜片下有淡淡的荧光，有散在的小气泡，RC 区比较宽，有气泡，RC 与 AC 的边界也比较清晰，AC 区镜下无肉眼可见荧光，边翘几乎无。这样一个总体印象是配适偏紧的。但患者戴这个镜片 5 晚后来复诊塑形效果良好，每日晨摘镜时镜片都自由活动无黏附，角膜完好，日间裸眼视力 1.0，其角膜地形图（右图）也并无过紧配适（如中央岛）的表现。

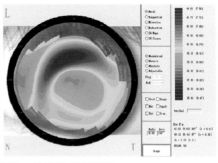

图 4-4-6　评估偏紧的配适，地形图表现尚可

所以，仅靠评估很难判断配适的微小差异变化，还不足以判断塑形镜配适是否合适。

（2）可以通过评估图中周边泪液间隙而来判断镜片是否会黏附角膜。周边泪液间隙小的，镜片容易黏附角膜。

（3）判断镜片活动度。

（4）能评估镜片定位：闭眼试戴 20 分钟后，自然睁眼瞬间的镜片位置能基本反映镜片在闭眼时的位置。

3. 荧光评估中要注意的几个要素

（1）一般镜片直径要比 HVID 小 1~1.5mm。

（2）镜片水平、垂直偏位 ≤ 0.5mm 为理想，静止位允许镜片中心略偏下方。

（3）降幅高，初始移动度要好；反之，降幅低，初始移动度可以差一些。

（4）初戴镜时，降幅与 BC 区接触面积的关系：降幅低，与 BC 区接触面积应该大；降幅高，与 BC 区接触面积应该小。

4. 荧光评估的局限性　配戴角膜塑形镜 10 分钟后，中央角膜屈光度就会发生明显的变化（图 4-4-7）。同时，治疗区也随着塑形时间的增加而扩大（图 4-4-8）。

也就是说，随着配戴镜片后产生的塑形效果，角膜的形态很快发生了变化，意味着随配戴时间的增加，镜片和角膜的配适关系是不断变化的：随着塑形的进行，镜片和角膜间的空隙被移行的上皮组织填充，配适由松向紧转变。而且睡眠与清醒、闭眼与睁眼、卧位与坐位时候的眼睑位置、压力、镜片位置都可能不同。所以荧光染色评估受到多种因素的影响，包括：荧光素染色量、评估时机、泪液分泌量、是否使用表面麻醉药、配戴者眼表敏感性、眼睑紧张度和位置、是否撑开眼睑观察、角膜散光等多种因素的影响。所以，仅凭荧光评估还不足以确定配适是否合适，塑形镜定片参数的确认，还需结合试戴后的角膜地形图来判断和修正。因此过夜试戴非常必要，初学者更应该以过夜试戴来增加验配经验。

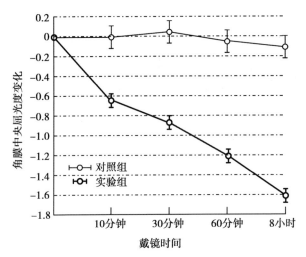

图 4-4-7　配戴角膜塑形镜后 8 小时内的中央角膜屈光度变化

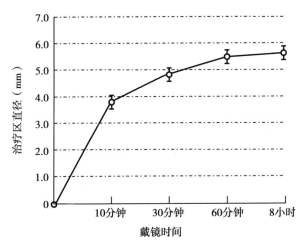

图 4-4-8　配戴角膜塑形镜后 8 小时内，治疗区也随着塑形时间的增加而扩大

四、戴镜验光确认降幅

与 RGP 的验配一样，试戴镜的近视降幅不一定与实际要求的降幅一致，我们通过戴镜验光（over refraction）来确认。用戴镜验光的结果与试戴镜的降幅相加即为定制片的降幅。注意，若追加矫正度数超过 4.00D，需做镜眼距离换算。

有验配师询问，有关角膜塑形的降幅设计，目前有以下 3 种做法到底哪种做法是对的？

方法一：按验光等效球镜度设计。比如：患者主观验光结果是：-4.00DS/-1.00DC×180，通过试戴镜荧光染色、塑形后地形图评估满意后，AC 取试戴镜的 AC 值；降幅设计给 -4.50D（主观验光的等效球镜度）。这种方法不考虑试戴镜降幅，直接按裸眼的验光结果取值。

方法二：AC 取试戴镜的 AC 值；降幅设计不计算柱镜量，只给验光中的球镜量，上述例子中就是 -4.00DS。这种方法也不考虑试戴镜降幅。

方法三：按试戴镜片上验光的结果给降幅设计。比如：患者试戴降幅为 -3.00D 的试戴镜，荧光评估理想，试戴后地形图满意，戴试戴镜片上验光为 -1.00DS——1.2，则定片的降幅设计为（-3.00）+（-1.00）=-4.00DS。这种方法和使用的试戴镜降幅和片上验光有关。

为方便理解，举个例子来说明这个问题：假设有一个患者，右眼验配角膜塑形，测量和试戴过程如下：

NCT（非接触式眼压）15mmHg

主观验光：-4.00DS/-1.00DC×180（等效球镜度 -4.50D）

角膜曲率：42.50@180 43.25@90

地形图对称领结形态，无特殊，e 值 0.5

HVID：11.6mm

荧光评估满意，过夜试戴 42.00/-3.00/10.6 后，地形图典型"牛眼"表现，满意。

片上验光：-0.50DS——1.2

角膜塑形能暂时降低、消除近视的根本原理是角膜曲率平坦化。不同的降幅选择，塑形镜的 BC 是不同的，BC=1/中央目标曲率，降幅越大，BC 越平坦。理论上，通过塑形镜的作用，让患者角膜中央曲率由 44.00D 平坦化为 42.00D，就降低了 44.00D-42.00D=2.00D 的近视。此外，按角膜塑形镜的设计原则，还需要额外做一定量的过矫正量，一般是 0.50~0.75D。所以角膜塑形的降幅的设计原理就是：中央目标曲率 = 镜片 AC- 降幅 - 过矫量。塑形的目标就是使患者角膜曲率达到设置的目标，而这个目标是确定不变的。

情况一：

当 AC 用 42.00D 时，AC 比角膜平 K 平 0.50D（42.00D-42.50D=-0.50D），戴镜时 AC 与角膜间产生了 -0.50D 的负泪液镜。所以理论上片上验光会因为比主觉验光球镜部分低 0.50D（图 4-4-9）（更"正"），以抵消产生的负泪液镜效果。主觉验光中的散光部分由镜片与角膜间的泪液镜矫正，在片上验光中不会体现。此时 AC 相对平 K 更平，这种配适效果通过矢高的变化（矢高变小）也传递到中央的 BC 区，给角膜中央更大的压力。

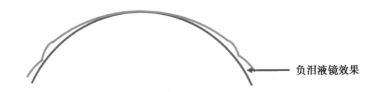

负泪液镜效果

试戴片 42.00/-3.00/10.6，AC比角膜平K平坦，产生负泪
液镜效果，理论上片上验光会因为比主觉验光球镜部分
更"正"些

图 4-4-9 AC 比角膜平 K 平，片上验光会因为比主觉验光球镜部分更"正"

AC 为 42.0D 时，不同的降幅确定方法下的角膜中央曲率计算见表 4-4-2。

表 4-4-2 选择 AC 为 42.0D 时的中央目标曲率

方法	降幅确定方法	定片	镜片设计过矫量	中央目标曲率
方法一	主观验光等效球镜度	42.00/-4.50/10.6	0.75	42.00-4.50-0.75=36.75D
方法二	主观验光球镜部分	42.00/-4.00/10.6	0.75	42.00-4.00-0.75=37.25D
方法三	试戴镜降幅 + 片上验光	42.00/-3.50/10.6	0.75	42.00-3.50-0.75=37.75D

情况二：

假设上述案例中，我们发现选择 AC 为 42.00D 的试戴镜试戴效果不满意，而试戴 42.50/-3.00/10.6 的试戴镜满意。此时 AC 与角膜平 K 一致，戴镜时无泪液镜效果，所以理论上片上验光结果会与主觉验光球镜部分一致（图 4-4-10）。由于垂直方向上会产生 0.75D（42.50D-43.25D= - 0.75D）的负泪液柱镜，所以主觉验光中的散光部分不会在片上验光中表现。

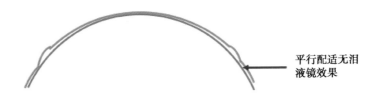

平行配适无泪
液镜效果

试戴片 42.50/-3.00/10.6，AC与角膜平K一致，戴镜时无
泪液镜效果，理论上片上验光结果会与主觉验光球镜部
分结果一致

图 4-4-10 AC 与角膜平 K 一致，片上验光结果会与主觉验光球镜部分一致

如 AC 为 42.5 时，不同的降幅确定方法下的角膜中央曲率计算见表 4-4-3。

表 4-4-3　选择 AC 为 42.5D 时的中央目标曲率

方法	降幅确定方法	定片	镜片设计过矫量	中央目标曲率
方法一	主观验光等效球镜度	42.50/-4.50/10.6	0.75	42.50-4.50-0.75=37.25D
方法二	主观验光球镜部分	42.50/-4.00/10.6	0.75	42.50-4.00-0.75=37.75D
方法三	试戴镜降幅＋片上验光	42.50/-4.00/10.6	0.75	42.50-4.00-0.75=37.75D

情况三：

假设上述案例中，我们发现试戴 43.00/-3.00/10.6 的试戴镜最满意。此时，AC 比角膜平 K 陡峭，戴镜时 AC 与角膜间产生正泪液镜效果。所以理论上片上验光结果会比主觉验光球镜部分结果更负，以抵消产生的正泪液镜效果（图 4-4-11）。片上验光为 -1.50D——1.2。同样，主觉验光中的散光部分由镜片与角膜间的泪液镜矫正，在片上验光中不会体现。此时 AC 相对平 K 陡，这种配适效果通过矢高的变化（矢高变大）也传递到中央的 BC 区，给角膜中央的压力减少。

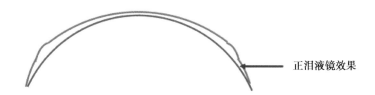

正泪液镜效果

试戴片 43.00/-3.00/10.6，AC比角膜平K陡峭，戴镜时生产正泪液镜效果，理论上片上验光结果会比主觉验光球镜部分结果更负，以抵消产生的正泪液镜效果

图 4-4-11　AC 比角膜平 K 陡峭，片上验光结果会比主觉验光球镜部分结果更负

如 AC 为 43.0D 时，不同的降幅确定方法下的角膜中央曲率计算见表 4-4-4。

表 4-4-4　选择 AC 为 43.0D 时的中央目标曲率

方法	降幅确定方法	定片	镜片设计过矫量	中央目标曲率
方法一	主观验光等效球镜度	43.00/-4.50/10.6	0.75	43.00-4.50-0.75=37.75D
方法二	主观验光球镜部分	43.00/-4.00/10.6	0.75	43.00-4.00-0.75=38.25D
方法三	试戴镜降幅 + 片上验光	43.00/-4.50/10.6	0.75	43.00-4.50-0.75=37.75D

表 4-4-2、表 4-4-3、表 4-4-4 对比，我们会发现对于方法三，中央曲率目标曲率是不变的。而方法一、方法二中，降幅随 AC 的选择变化。

角膜塑形的验配中，AC 是为了获得定位和配适；BC 是为了获得目标曲率。配适的过程就是为了找到合适的 AC，获得良好的镜片定位。验配师依据角膜的特点和试戴的结果，定片时镜片 AC 可能会比角膜的平 K 陡峭，也可能比角膜的平 K 平坦，只要能获得满意的镜片定位和配适就算达到目的，这是以镜片中心定位目的为原则的。但无论如何选择 AC，患者塑形后的目标角膜曲率应该是固定不变的，不论配适如何，都要正好降低多少度的近视。摘除塑形镜裸眼视物时，角膜的屈光度应正好达到我们设想的目标，这个目标是不变的。

角膜塑形的过程中，泪液镜也会随着塑形的过程逐渐变化，最终角膜形态与镜片后表面形态接近，泪液镜变薄甚至消失（图 4-4-12）。

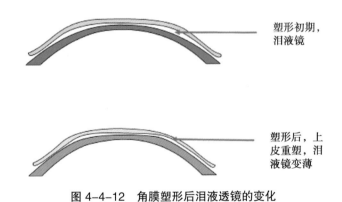

塑形初期，泪液镜

塑形后，上皮重塑，泪液镜变薄

图 4-4-12　角膜塑形后泪液透镜的变化

也就是说，泪液镜也是塑形效果的一部分。所以，试戴镜降幅 + 片上验光确定降幅的方法，是考虑了因为配适变化产生泪液镜效果的总结果。用片上验光方法确定的降幅，其设定的目标曲率是稳定的，不因为配适的变化而变化。

还可以换一种方式来说明这个问题：RGP 也有一定的塑形作用。如图 4-4-13 中，基弧 44D 的 RGP 镜片戴到 45D 曲率的角膜上，中央会被压平，也产生了 1D 的近视塑形作用，最早的第一代角膜塑形就是这样的原理。

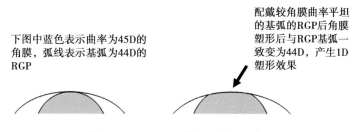

配戴较角膜曲率平坦的基弧的RGP后角膜塑形后与RGP基弧一致变为44D，产生1D塑形效果

下图中蓝色表示曲率为45D的角膜，弧线表示基弧为44D的RGP

图 4-4-13　RGP 的塑形效果示意图

所以，其他条件不变时，塑形镜比角膜曲率平 K 值更平坦时会产生如同图 4-4-13 中 RGP 一样的额外塑形效果。反之，如果塑形镜比角膜曲率平 K 值更陡峭时，塑形效果会减弱。这种的效果会体现在片上验光的结果上，表现为由片上验光计算出的降幅与全矫正验光有差异。

对比本案例中的三种情况（表 4-4-2、表 4-4-3、表 4-4-4），用方法三（试戴镜降幅 + 片上验光）确定降幅目标曲率始终是 37.75D，而用方法一、方法二确定降幅的目标曲率随 AC 不同而不同——配适变化了，目标曲率也变化了。这也解释了临床上很多验配师反映塑形后出现的过矫正和欠矫正的原因。

同理，可推导 42.50/-2.50/10.6、43.00/-3.00/10.6 和 43.50/-3.50/10.6 的 BC 是等同的。这个规律是：如果 AC 比平 K 平（比如平 0.50D），则降幅要减少（0.50D）；同理 AC 比平 K 陡（0.50D），则降幅要增加（0.50D）。这方便我们理解当我们调整 AC 后，降幅也会相应发生变化。

另外，塑形镜镜片的光度是 +0.75D，正好是为了抵消过矫塑形设计（Jason Factor）的量，所以戴试戴镜做片上验光时，不必考虑过矫设计量，直接用片上验光结果与试戴镜降幅的代数和作为定片降幅即可。

小结

儿童做角膜塑形的目的是近视防控。如果过矫正，则可能反而促进近视进展，所以塑形镜的降幅设计值得认真对待：

1. 角膜塑形中 AC 确定的是镜片与角膜的配适关系，确定中心镜片定位，根据荧光评估和试戴后的地形图结果调整，不一定与角膜平 K 一致，是可调整的。

2. 角膜塑形中 BC（或降幅）确定的是摘镜后裸眼的目标曲率，这个值是确定不变的。

3. 角膜塑形镜 AC 弧和角膜间的泪液镜也对塑形效果有贡献，这种泪液镜效果通过片上验光来修正。

4. 角膜塑形降幅设计的基本原则是：试戴镜降幅 + 片上验光。

五、过夜试戴后的评估和镜片参数调整

由于塑形第一晚后的角膜变化最大，第 7~10 天达到稳定（图 4-4-14）。所以在配戴镜片后的第一天早晨复查角膜地形图最有意义（下午复查，屈光度会有一些回退）。

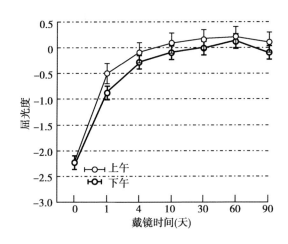

图 4-4-14　角膜塑形后角膜屈光度的变化

所以过夜试戴塑形才能准确地看出塑形的趋向。一般根据过夜试戴后的角膜情况和角膜地形图表现来确认试戴镜的参数是否合适。

注意，眼睑皮肤松弛、深眼窝、下眼睑高位和小睑裂者在做角膜地形图时，由于眼部解剖因素，很难获得可重复的检查结果（用小 Placido 盘角膜地形图系统检查时，眶骨会限制 Placido 盘锥桶位置；用大 Placido 盘角膜地形图系统检查时，眼睑、鼻阴影、眉弓阴影会造成角膜地形图测量范围变小）。而且从配适的角度来说，这些眼睑类型也容易造成镜片定位不良，所以这样的患者更要强调过夜试戴。

过夜试戴后重点检查角膜情况和角膜地形图以了解镜片在过夜时的定位。

1. **角膜情况**　看镜片是否黏附角膜，固着，是否自然活动；摘镜后，是否有角膜上皮脱落、角膜水肿等情况（起床镜片固定不动，但几分钟后活动，或者滴入润眼液后活动视为正常）。如是，则需要调整镜片。

2. **镜片定位**　角膜地形图是评估配戴效果（包括定位和降幅）和更换镜片的金标准。通过切线差异图（tangential subtractive map）了解夜间睡眠时镜

片在角膜上的位置，镜片需定位于角膜中央，如果定位不良、偏位，则需修改试戴镜参数后继续试戴；通过屈光度差异图（refractive subtractive map）了解角膜塑形镜治疗区大小和角膜屈光变化。

验配案例

下面以一个实际案例的验配过程来说明。

女，13 岁，双眼近视 3 年，家长诉近视发展快。平时戴框架眼镜，未戴过角膜接触镜，无特殊病史。父母双方都近视，期望给孩子验配角膜塑形镜以控制近视。双眼视光基础检查资料如下（表 4-4-5、表 4-4-6、图 4-4-15）：

表 4-4-5　双眼视光基础检查资料（1）

眼别	电脑验光	全矫验光	眼压（mmHg）	眼轴（mm）
OD	−3.62DS−1.12DC×3	−3.50DS−1.00DC×180（1.0）	14	24.35
OS	−4.12DS−0.75DC×12	−3.75DS−0.75DC×10（1.0）	15	24.31

表 4-4-6　双眼视光基础检查资料（2）

眼别	角膜曲率计	角膜地形图	e 值	HVID
OD	7.99mm/42.25D×180 7.78mm/43.375D×90	8.01mm/42.12D×1 7.79mm/43.37D×91	0.56	11.6
OS	7.99mm/42.25D×180 7.78mm/43.375D×90	7.97mm/42.35D×178 7.73mm/43.66D×88	0.54	11.7

双眼原始角膜地形图如图 4-4-15：

按选片原则：

（1）镜片种类：双眼角膜散光均未超过 1.5D，散光范围在 6mm 以内。不必选用特殊的设计，用常规设计即可。

（2）TD：右眼 HVID−1.0mm=11.6−1.0=10.6mm；左眼 HVID−1.0/1.5mm=11.7−1.1=10.6mm。

（3）降幅：所用试戴镜组为统一 −3.00D 降幅。

（4）AC：双眼 e 值略大于 0.5，先尝试 AC 不按公式计算，而直接按平 K 取值。双眼平 K 都在 42.25D 左右，左眼曲率略高些，但现仅有 AC 为 42.00/−3.00/10.6 和 42.50/−3.00/10.6 的试戴镜各一片，所以给右眼 42.00D，左眼 42.50D。

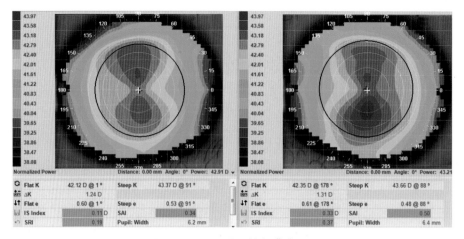

图 4-4-15 双眼原始角膜地形图

双眼试戴后评估均满意，戴镜验光为：右眼：-0.50DS（1.0）；左眼 -0.75（1.0）。

为了给家长确认塑形的效果，现场让孩子平卧闭眼试戴 2 小时。2 小时后再评估，镜片活动，角膜完好。角膜地形图如图 4-4-16。

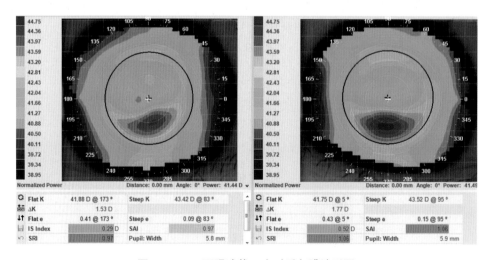

图 4-4-16 双眼试戴 2 小时后角膜地形图

2 小时后角膜地形图显示镜片略上偏，但可接受，而且试戴 2 小时还不足以判断塑形的趋向，给过夜试戴。第二日复诊，镜片活动，角膜完好，角膜地形图如下（图 4-4-17）。

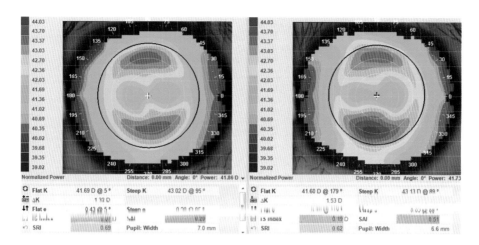

图 4-4-17 双眼试戴一夜后角膜地形图

切线差异图更能反映过夜试戴时镜片在角膜的位置，所以在角膜地形图上显示双眼的配戴塑形镜前后的切线差异图（图 4-4-18），显示镜片定位居中，良好。

至此，可确认该试戴镜配适满意，结果戴镜验光结果给定片：右眼 42.00/-3.50（试戴镜的 -3.00 加戴镜验光结果 -0.50）/10.6；左眼 42.50/-3.75（试戴镜的 -3.00 加戴镜验光结果 -0.75）/10.6。

六、知情同意书和验配协议的签署

验配单位应该对角膜塑形的优缺点、原理、验配流程、镜片护理维护、复诊、配戴风险、双方责任等相关的信息向配戴者充分说明。设计合理的"知情同意书和验配协议"，让配戴者完整阅读并充分理解非常重要。在配戴者 / 监护人签署"知情同意书和验配协议"后，我们才算正式开始角膜塑形的服务过程。注意：

1. 每次更换镜片时，都应该请配戴者 / 监护人签署新的"知情同意书和验配协议"。

2. 验配师不要只是让配戴者 / 监护人自行阅读和签字，而应该认真解释，并回答他们提出的疑问，以确认配戴者 / 监护人真正理解了文件内容。

3. 配戴者 / 监护人对知情同意书和验配协议理解得越透彻，发生纠纷的可能性就越小。

4. 知情同意书和验配协议应作为重点文件单独递交给配戴者，以强调其重要性；而角膜塑形宣传手册，摘、戴镜护理等资料则另外递交。

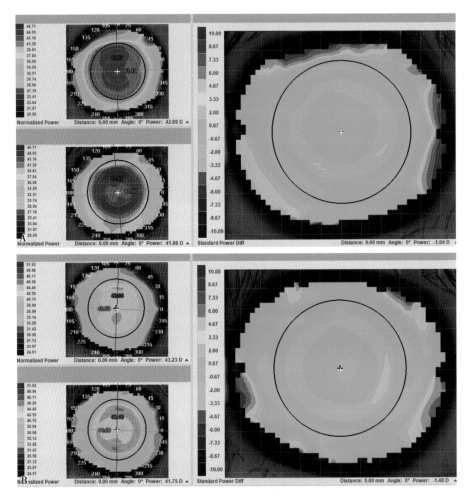

图 4-4-18　双眼过一夜试戴后的切线差异地形图

A.右眼配戴塑形镜前后的切线差异地形图；B.左眼配戴塑形镜前后的切线差异地形图

5. 由于角膜塑形镜是夜间戴镜，如果夜间出现意外情况时是非上班时间，所以还应该给配戴者/监护人一个紧急联系卡，以便出现问题时能随时联系到验配师咨询和处理。

第七章的附件三是一份"知情同意书和验配协议"模板。

七、角膜塑形的相关费用

在中国，配戴角膜塑形镜以做近视控制的儿童为主，要求验配师用心、谨慎地进行检查、监控和复查。角膜塑形的过程复杂，占用时间长，根据验配的复杂程度和复诊次数设计收费方案是非常重要的。收费方案可以按验配单位的特点和需要设计为"一费制"（费用包括在规定的时间内的所有验配、检查）；也可以设计为分次收费（按每次的具体检查项目收费）。无论哪种收费方案，都应该公开透明，通过详细的信息展示和说明，让配戴者充分了解配戴塑形镜需要短期的验配费用和长期的复查、维护费用。

八、定片和发放

1. **定片** 定片记录应该包括验配中的相关参数如下（表4-4-7、表4-4-8）

表4-4-7 定片记录（1）

验配师信息	患者姓名	年龄	眼别	电脑验光单结果	电脑验光单曲率、K值、轴向	全矫验光和矫正视力	眼压（mmHg）	眼轴（mm）
姓名：								
手机：								

表4-4-8 定片记录（2）

角膜曲率计K值、轴向	角膜地形图simK值、轴向	e值	HIVD（mm）	试戴镜参数	试戴镜上验光追加光度	定片参数	备注

注意，双眼所用的镜片的参数不同时，如果镜片戴错眼别，会造成矫正视力差甚至角膜损伤，所以为了便于区别，定制镜片的时候可以把左右眼定制为不同的颜色，或在镜片做标识激光码。若发生无法区分的情况时可在裂隙灯下检测，按激光码区分后再给患者配戴。

2. **发放** 在镜片发放给患者使用前，应先检查核对定片的品牌、设计、参数、眼别、颜色是否与患者的验配档案记录一致；另外还应在裂隙灯下检查镜片的完整性等。有条件的单位，还可以用焦度计、镜片投影仪、曲率半径测定仪等对镜片检测，核实镜片参数和加工质量。与患者预约好取镜时间后，提前对镜片做好护理清洁处理。镜片的发放可按图4-4-19的流程进行。

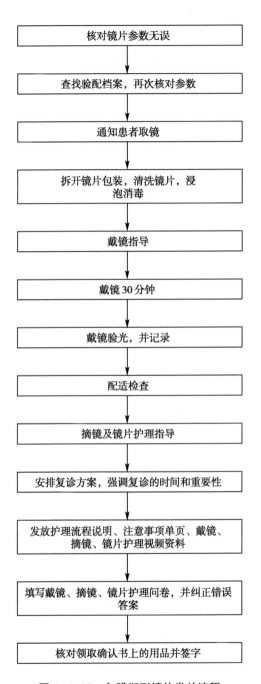

图 4-4-19　角膜塑形镜片发放流程

九、角膜塑形镜的戴镜、摘镜和护理指导

第二章中已经对硬性角膜接触镜的戴镜、摘镜和护理指导做过介绍。验配实践中，现场对配戴者做角膜塑形镜的戴镜、摘镜和镜片护理指导是非常重要的环节。特别应注意：

1. 确认配戴者/监护人都学会角膜塑形镜的戴镜、摘镜和镜片护理操作，并签字（可以使用第二章的表2-0-1 硬性角膜接触镜的护理、戴镜、摘镜操作评分表给配戴者评分来确认是否学会）。

2. 强调镜盒和吸棒等相关的镜片护理器具不要放在湿度大的地方，如卫生间。

3. 强调配戴者/监护人定期做镜片的除蛋白处理。

4. 强调镜盒和吸棒等相关的镜片护理器具同样必须严格清洗和定期更换，建议镜盒和吸棒可以"以旧换新"，以确认配戴者定期更换和使用新的器具。

十、角膜塑形的复诊和随访

（一）复诊方案

角膜塑形要求比常规接触镜更频密的复查，除特殊情况外一般按以下时间安排复查方案（表4-4-9）。

表4-4-9 角膜塑形的复查方案

复查时间	注意事项
首次戴镜后的次日早晨（不摘镜）	携带镜片和所有护理用品
配戴后第1周（摘镜后）	携带镜片和所有护理用品
配戴后第2周（摘镜后）	携带镜片和所有护理用品
配戴后第1个月（摘镜后）	携带镜片和所有护理用品
配戴后第3个月（摘镜后）	携带镜片和所有护理用品
配戴后第6个月（摘镜后）	携带镜片和所有护理用品
配戴后第6个月后每3个月（摘镜后）	携带镜片和所有护理用品

（二）复诊记录

每次复诊应把复诊内容和检查结果记录于案，复查的检查项目和记录可参考表4-4-10、表4-4-11。

表 4-4-10　首次戴镜后的次日早晨复查记录

首次戴镜后的次日早晨复诊
1	问诊：每日戴镜时间：____，每日摘镜时间：____，每日戴镜持续时间：____； 戴镜舒适度和眼睛情况：_____
2	戴镜查视力 + 戴镜验光：右眼：_____　　左眼：_____
3	裂隙灯下检查镜片配适、镜片是否黏附角膜、角膜是否着色 右眼：_____ 左眼：_____
4	患者自己摘镜，观察摘镜手法是否正确，如不正确，及时指导 右眼：_____ 左眼：_____
5	裸眼视力检查，裸眼验光，了解残余屈光不正情况 右眼：裸眼视力：_____主观验光：_____ 左眼：裸眼视力：_____主观验光：_____
6	角膜地形图检查，了解过夜戴镜的镜片位置和治疗区大小（建议打印后粘贴于此处）
7	裸眼裂隙灯检查，了解角膜着色、水肿情况（角膜上皮脱落应该在 2 级以内。如果摘镜在 4 小时以上，是不应该有角膜上皮脱落的） 右眼：_____ 左眼：_____
8	镜片检查：镜片应无划痕和沉淀物 右眼镜片：_____ 左眼镜片：_____
9	检查镜片处理的依从性：检查镜盒、吸棒等，是否清洁，是否需要更换；是否做日常清洁，让患者演示平时处理镜盒、吸棒等的操作，看是否规范。检查结果：_____
10	复查结论：□继续戴镜 □更换新镜
11	再次进行镜片摘镜、戴镜手法，镜盒、吸棒处理方法以及日常注意事项等的患者教育

表 4-4-11　常规复查记录

常规复诊（一般早晨起床摘镜后 2 小时内来复诊）
1	问诊：每日戴镜时间：_____ 每日摘镜时间：_____，每日戴镜持续时间：_____； 戴镜舒适度和眼睛情况：_____
2	裸眼视力检查，裸眼验光，了解残余屈光不正情况 右眼：裸眼视力：_____主观验光：_____ 左眼：裸眼视力：_____主观验光：_____
3	裸眼裂隙灯检查，了解角膜着色、水肿情况（角膜上皮脱落应该在 2 级以内。如果摘镜 4 小时以上，是不应该有角膜上皮脱落的） 右眼：_____ 左眼：_____
4	镜片检查：镜片应无划痕和沉淀物 右眼镜片：_____ 左眼镜片：_____
5	角膜地形图检查，了解过夜戴镜的镜片位置和治疗区大小（建议打印后粘贴于此处）
6	裂隙灯下检查镜片配适： 右眼：_____ 左眼：_____
7	检查镜片处理的依从性：检查镜盒、吸棒等，是否清洁，是否需要更换；是否做日常清洁，让患者演示平时处理镜盒、吸棒等的操作，看是否规范。检查结果： _____
8	眼轴检查（每半年检查）： 右眼：_____ 左眼：_____
9	复查结论：□继续戴镜 □更换新镜
10	再次进行镜片摘、戴镜手法，镜盒、吸棒处理方法以及日常注意事项等的患者教育

十一、文件档案的保存

角膜塑形是复杂的视光技术，过程中形成的各类检查档案、检查图片（评估照片、角膜地形图等）、知情同意书、验配协议、费用明细、复查记录等文件都应像医院的住院病历档案一样整理存档并长期保存。如出现纠纷，可随时调出查阅。

第五节　角膜塑形镜验配实践操作

一、验配前检查和试戴镜选择

按前一节中介绍的角膜塑形镜的验配流程，使用相关检查设备为配戴者做验配前检查，并按表4-5-1做好相关记录，为角膜塑形的试戴评估做好准备。指导老师核对检查结果。

表4-5-1　角膜塑形验配前检查和试戴镜选择记录

姓名	性别	年龄	日期	检查者	
	检查项目			右眼	左眼
1	问诊				
2	睑裂高度测量				
3	眼睑弹性判断				
4	裂隙灯检查				
5	验光结果				
6	光学十字分解屈光力				
7	做镜眼距离换算为角膜前顶点平面屈光力				
8	计算角膜前顶点平面总散光				
9	镜眼距离换算处方				
10	角膜曲率半径/屈光度测量				
11	角膜散光计算				
12	内在散光＝角膜前顶点平面总散光－角膜散光				
13	塑形后暴露的内在散光是否显著影响日间裸眼视力？				
14	眼轴测量（IOL-Master、A超）				

	检查项目	右眼	左眼
15	角膜地形图检查和记录：FK、dk 、e 值、HVID		
16	角膜散光范围		
17	HVID 和暗室瞳孔直径测量		
18	塑形镜种类选择：常规镜片或 toric 设计塑形镜		
19	试戴镜的镜片直径（TD）、定位弧（AC）、目标降幅（TR）选择		

完成后，可参照测评表（表 4-5-2）进行自评、互评和指导老师评价（可量化计分）。表 4-5-3 为角膜塑形镜验配前综合检查评估记录的样本，可以参照练习填写。

表 4-5-2　角膜塑形镜验配前检查和试戴镜选择测评表

	检查项目	评价要点	配分	评分标准	扣分	得分
1	问诊	问诊是否全面？一般情况、全身情况、眼部疾患史、配镜的目的、戴镜史	5	少问一项扣 1 分		
2	睑裂高度测量	测量准确性	3	测量错误扣 3 分		
3	眼睑弹性判断	判断准确性	3	判断不准确扣 3 分		
4	裂隙灯检查	检查方法、结果准确性	5	检查方法、结果错误一次扣 2 分		
5	验光结果	验光准确性	5	验光不准确扣 5 分		
6	光学十字分解屈光力	方法准确性	2	方法错误扣 2 分		
7	做镜眼距离换算为角膜前顶点平面屈光力	镜眼距离换算准确性	2	计算错误扣 2 分		
8	计算角膜前顶点平面总散光	计算是否正确	2	计算错误扣 2 分		
9	镜眼距离换算处方	计算是否正确	3	计算错误扣 3 分		

续表

	检查项目	评价要点	配分	评分标准	扣分	得分
10	角膜曲率半径 / 屈光度测量	测量误差在 0.05mm/0.25D 以内	10	检查结果超出误差范围扣 10 分		
11	角膜散光计算	计算是否正确	3	计算错误扣 3 分		
12	内在散光 = 角膜前顶点平面总散光 – 角膜散光	计算是否正确	3	计算错误扣 3 分		
13	塑形后暴露的内在散光是否显著影响日间裸眼视力？	判断准确性	3	判断错误扣 3 分		
14	眼轴测量（IOL-Master、A 超）	测量准确性	3	测量错误扣 3 分		
15	角膜地形图检查和记录：FK、dk、e 值、HVID	角膜地形图测量方法准确，图像选择良好，数据采集准确	13	测量错误、记录错误一次扣 5 分		
16	角膜散光范围	角膜散光范围的判断和标尺测量准确性	10	测量错误、记录错误一次扣 10 分		
17	HVID 和暗室瞳孔直径测量	测量准确性	10	测量错误扣 5 分		
18	塑形镜种类选择：常规镜片或 toric 设计塑形镜	种类选择正确性	3	种类选择错误扣 5 分		
19	试戴镜的镜片直径（TD）、定位弧（AC）、目标降幅（TR）选择	选片标准正确性	12	选片错误扣 10 分		
			100			

自我评价：

学员互评：

指导老师评价：

表 4-5-3 角膜塑形镜验配前综合检查评估记录样本

医师		验配师		检查日期：			
患者姓名		联系方式		出生年月		性别	□男 □女
眼别		右眼		左眼			
裸眼视力							
电脑验光结果	曲率/K值/轴向	mm/	D@	mm/	D@		
		mm/	D@	mm/	D@		
	电脑验光单						
全矫验光							
矫正视力							
眼压（mmHg）							
眼轴（mm）							
角膜曲率	曲率/K值/轴向	mm/	D@	mm/	D@		
		mm/	D@	mm/	D@		
	角膜散光						
角膜地形图	simK值/轴向	mm/	D@	mm/	D@		
		mm/	D@	mm/	D@		
	角膜散光						
	平 e						
	陡 e						
	可见虹膜横径 mm（HVID）						
	瞳孔横径						
	地形图垂直方向采集高度						
医师建议							

二、试戴评估

1. **准备**　综合验光仪、视标投影仪机、裂隙灯显微镜 1 台、黄色滤光片 1 张、角膜塑形镜试戴镜多套、荧光素钠试纸 30 张、硬性角膜接触镜护理液 1 瓶、润眼液 1 瓶、专用收水盘 1 只、洗手设施、纸巾若干。

2. **操作步骤**

（1）将要使用的试戴镜充分清洁冲洗，为配戴者戴上，等待 20~30 分钟后，镜片在角膜表面配适状态稳定。

（2）嘱配戴者在裂隙灯显微镜检查位前取舒适坐姿，采用弥散光投照法观察被测眼镜片动态配适，记录中心定位和移动度等观察指标。

（3）湿润荧光素钠试纸，撑开配戴眼上睑，将荧光素试纸轻触上方球结膜，嘱配戴者瞬目数次。

（4）荧光染色 1~3 分钟内进行观察。采用钴蓝光弥散投照被测眼。可在物镜前附加黄色滤光片，加滤光片后，更容易观察（图 4-5-1）。观察被测眼镜片的静态配适状态，分别记录基弧区、反转弧区、定位弧区、周边弧区的配适情况。

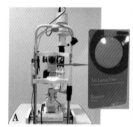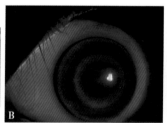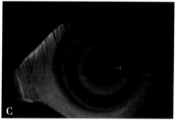

图 4-5-1　滤光片的使用

A. 滤光片挂在裂隙灯物镜前；B. 未加滤光片效果；C. 加滤光片效果

（5）如评估不满意，更换试戴镜后再次进行配适评估。

（6）配适满意后，采用综合验光仪进行片上验光，确定镜片的近视降幅。按上述实施步骤操作，填写角膜塑形镜配适评估记录表（表 4-5-4）。

3. **角膜塑形镜配适评估记录表填表说明**

（1）品牌、种类：填写使用的试戴镜品牌和设计。如是常规的球面设计还是 toric 设计。注意，由于各品牌的塑形镜设计不同，而且差异不小，所以使用的试戴镜品牌必须和定片一致，否则会造成验配失败。

（2）动态评估 – 中心定位：一般镜片要求定位于角膜中心，可略偏下方，偏位不超过 ±0.5mm 为理想，镜片光学区应始终覆盖瞳孔区。过多的偏位则不满意，如偏位记录偏位方向，如是鼻侧/颞侧偏位，还是上方/下方偏位。

表 4-5-4　角膜塑形镜配适评估记录表

		右眼			左眼		
第一次试戴参数	品牌、种类			品牌、种类			
	直径	定位弧	降幅	直径	定位弧	降幅	
动态评估	中心定位	□偏心量 ±0.5mm 内 □偏心量 >0.5mm □偏位方向		中心定位	□偏心量 ±0.5mm 内 □偏心量 >0.5mm □偏位方向		
	活动度	□ > 2.0mm □ 1~2mm □ < 1.0mm		活动度	□ > 2.0mm □ 1~2mm □ < 1.0mm		
	移动速度	□快　□　中　□慢		移动速度	□快　□　中　□慢		
荧光素显像评估	基弧区直径和描述			基弧区直径和描述			
	反转弧区宽度和描述			反转弧区宽度和描述			
	定位弧区宽度和描述			定位弧区宽度和描述			
	周边弧区宽度和描述			周边弧区宽度和描述			
配适评价	□稍松可接受 □稍紧可接受 □理想配适			□稍松可接受 □稍紧可接受 □理想配适			

续表

	右眼			左眼		
第二次试戴参数	品牌、种类			品牌、种类		
	直径	定位弧	降幅	直径	定位弧	降幅
动态评估	中心定位	□偏心量 ±0.5mm 内 □偏心量 >0.5mm □偏位方向		中心定位	□偏心量 ±0.5mm 内 □偏心量 >0.5mm □偏位方向	
	活动度	□＞2.0mm □1~2mm □＜1.0mm		活动度	□＞2.0mm □1~2mm □＜1.0mm	
	移动速度	□快 □中 □慢		移动速度	□快 □中 □慢	
荧光素显像评估	基弧区直径和描述			基弧区直径和描述		
	反转弧区宽度和描述			反转弧区宽度和描述		
	定位弧区宽度和描述			定位弧区宽度和描述		
	周边弧区宽度和描述			周边弧区宽度和描述		
配适评价	□稍松可接受 □稍紧可接受 □理想配适			□稍松可接受 □稍紧可接受 □理想配适		
戴镜验光						

（3）动态评估－镜片活动度：在 1~2mm 合适，过大或过小的活动度则不满意，活动度过大常常提示配适偏松，移动度过小常常提示配适偏紧。

（4）动态评估－移动速度：镜片移动速度过慢或过快都不是理想的结果，需要结合镜片评估判断配适。

（5）荧光素显像评估－基弧区直径和描述：基弧区与角膜之间的接触区应为 3~5mm 的暗区，淡黑色的一层荧光。当小于 3mm 时，考虑是否定位弧偏紧或者反转弧矢高过高。

（6）荧光素显像评估－反转弧区宽度和描述：应呈现为 360° 的环形规则浓绿色亮环，宽度为 0.6~1.0mm。如反转弧区过宽提示反转弧偏平坦，如过窄或有气泡提示反转弧过陡峭（图 4-5-2）。

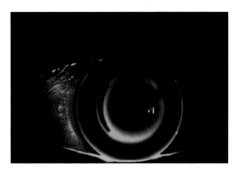

图 4-5-2　反转弧气泡

（7）荧光素显像评估－定位弧区宽度和描述：宽度为 0.6~1.5mm，镜片与角膜保持平行配适，以获得良好的中心定位和活动度。该区泪液层薄，染色后淡绿或淡黑状态。如有较多荧光，提示过平坦；如呈现黑暗无荧光，提示偏陡。

（8）荧光素显像评估－周边弧区宽度和描述：镜片翘起，呈一 360° 环形规则浓绿色亮环，宽度为 0.2 ~0.5mm。周边弧区的意义在于保证了镜片活动和镜下泪液交换。

（9）配适类型：理想的配适可参考图 4-4-3A。有时无法找到完全理想的配适，则可以根据情况采用稍松或稍紧但可接受的配适状态。

（10）片上验光：按 MPMVA（maximum plus to maximum visual acuity，最正之最佳视力）的原则验光，注意只追加球镜度数。将所追加的球镜度数与试戴镜的降幅度数相加就是需要定做的镜片的降幅。

4. 操作注意事项

（1）荧光素滴入结膜囊后，须在 1~3 分钟内进行静态配适评估，否则荧光素很容易被泪液稀释和泪液交换排出。

（2）评估时可用下眼睑把镜片推到角膜中央，观察镜片自然下坠时有无镜片旋转现象，如有则提示配适过松。

（3）荧光染色要在镜片的中心定位、活动度、镜片表面湿润度等检查结束后才进行，以避免荧光染色本身引起上述的变化。

小技巧：没有黄色滤光片怎么"拍出""滤光效果"的荧光评估图？

图4-5-3是一个角膜塑形的荧光评估图有无黄色滤光片拍摄的效果比较。图A是钴蓝光下的评估图，图B、C中有一张是用黄色滤光片拍的，而另外一张是用软件处理的效果，你能猜出哪一张是用黄色滤光片拍摄的吗?

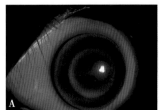 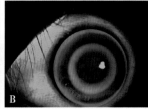 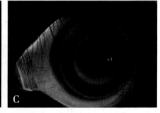

图4-5-3 有无黄色滤光片的拍摄效果比较

看到很多用黄色滤光片拍的荧光评估效果图都很好，但多数裂隙灯都是不带黄色滤光片的。需要在滤光片上贴一个魔术贴，使用时贴在裂隙灯物镜上（见图4-5-1）；但是，第一：滤光片价格比较贵；第二：使用时不太方便，要取上取下的，忙起来的时候来不及切换。

其实没有黄色滤光片也可以拍出滤光片的效果。用Photoshop处理，同样可以获得很好的滤光片拍摄效果。图4-5-4是一个圆锥角膜患者的荧光评估图。这张钴蓝光下拍摄的荧光评估图看得不是很清楚，尤其是瞳孔（中央的圆环是瞳孔）与圆锥顶的接触区影像互相混淆在一起。

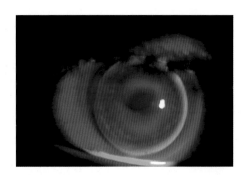

图4-5-4 圆锥角膜的钴蓝光荧光配适图（原图）

用图形处理软件处理图像的操作方法和步骤如下：

1. 用 Photoshop（也可以用 ACDsee 处理，效果相同）打开这张图片（图 4-5-5）。

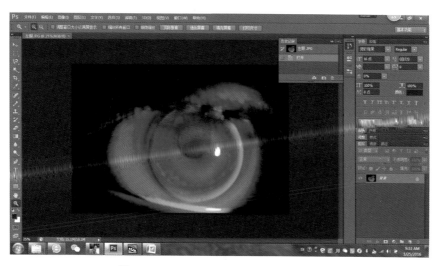

图 4-5-5　用 Photoshop 打开这张图片

2. 打开：图像 – 调整 – 通道混合器（图 4-5-6、图 4-5-7）。

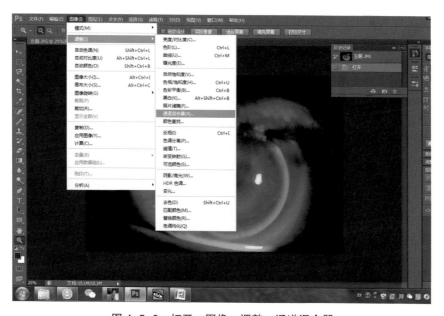

图 4-5-6　打开：图像 – 调整 – 通道混合器

163

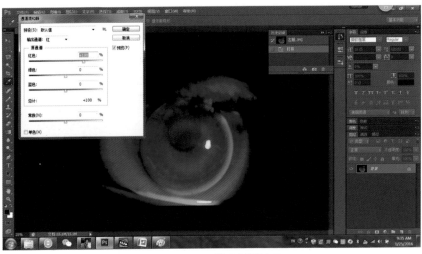

图 4-5-7 通道混合器界面

3. 图像有的地方（上眼睑和下方球结膜处）颜色发红。先把红色过滤掉，输出通道选择红，把红色的调整杠拉到最左边（-200）处。红色就没有了（图 4-5-8）。

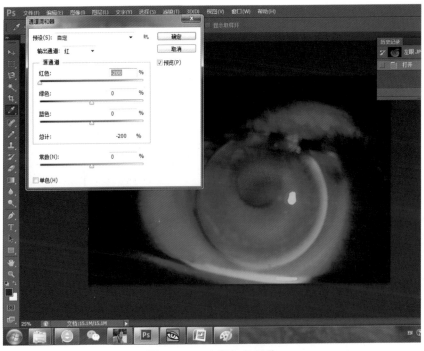

图 4-5-8 去除红色通道

4. 输出通道选择蓝色，把蓝色的调整杠拉到最左边（-200）处，蓝色没有了，这时的效果和使用了黄色滤片的效果一样（图 4-5-9）。

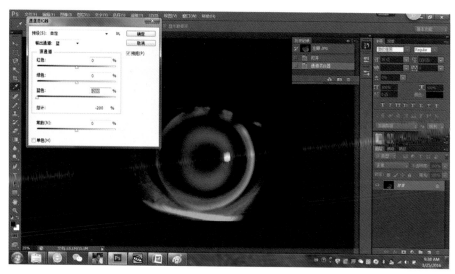

图 4-5-9　去除蓝色通道，获得使用黄色滤片效果

5. 图片总体暗了些。输出通道选择绿色，把绿色的调整杠向右边拉，直到获得满意的亮度（图 4-5-10）。调整后的效果和用滤光片拍摄的一样好看了。

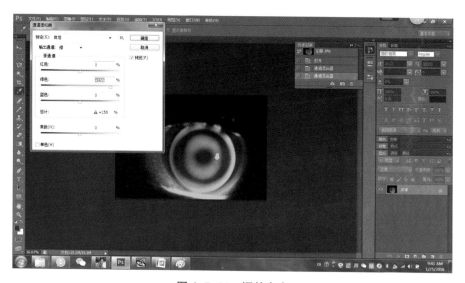

图 4-5-10　调整亮度

来再看看其他的钻蓝光拍摄图片能不能这样处理？图 4-5-11 是图 6-0-5 中的护理液过敏的患者，用 Photoshop 软件按上述方法处理过的。图像处理过以后角膜上皮弥漫点染更容易观察了。

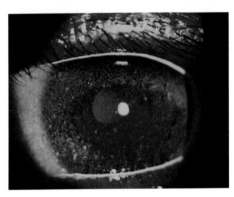

图 4-5-11　用 Photoshop 软件处理角膜上皮弥漫点染的钻蓝光拍摄图片

如果能开发仅有绿色通道的手机拍照 APP，结合裂隙灯目镜转接器，就可实现手机直接获得滤光片效果的荧光评估照片而不用麻烦自己用软件处理了。

三、过夜试戴后的评估和镜片参数调整

角膜塑形镜的定片参数确认，除了荧光评估外，还需要根据过夜试戴后的角膜地形图表现做调整。具体方法可参考本章第六节。

第六节　散光（toric）角膜塑形镜的验配

一、散光（toric 设计）角膜塑形镜

角膜塑形镜片对角膜塑形的前提是：镜片与角膜间形成一个相对密闭的、充满泪液的空间。此时，由镜片与角膜间的不同泪液间隙会产生不同的压力或拉力而对角膜塑形，角膜形态发生变化。如果镜片对角膜不能"密闭"而"漏水"，则无法形成有塑形作用的负压。

早期的角膜塑形是没有散光设计（toric 设计）的。使用常规球面的角膜塑形镜戴在一个角膜散光比较大的椭圆面形态的角膜上时，镜片与角膜的形态不匹配，容易造成镜片在角膜上的定位不稳定，容易偏位的问题。而偏位容易造成镜片黏附、角膜压痕，甚至角膜损伤、角膜感染等并发症，从而增加角膜塑形的风险。

图 4-6-1 中 角膜是一个椭圆面，两子午线曲率分别是 42D 和 45D（即角膜散光 3.00D），当使用 AC 为 42D 的角膜塑形时，虽然在角膜平坦子午线上可以获得比较好的配适效果，但在角膜陡峭子午线上会形成两边翘起的"跷跷板"配适。这时，镜片在角膜上的定位会不稳定，而且由于上下方镜片翘起，镜片与角膜不能形成密闭效果（"漏水"了），就无法形成流体力学的塑形效果。而镜片为了获得 "密闭"的流体力学塑形效果，必定会在角膜上移位，寻找能封闭镜片边缘的位置而造成镜片偏位、角膜镜片压痕（图 4-6-2）。这也是为什么角膜散光大的患者塑形时容易发生镜片偏位。

为了减少和避免塑形的风险，我国 SFDA 对角膜塑形的适应证评价都把角膜塑形的散光适应证定义为"顺规散光 1.50D 以内；逆规散光 0.75D 以内"。临床研究也认为：1.50D 以内的角膜散光，塑形的有效性和安全性最佳；大于 1.00D 的角膜散光，塑形配适不良达 75% 以上；大于 2.50D 角膜散光时，塑形配适不良达 98% 以上 。

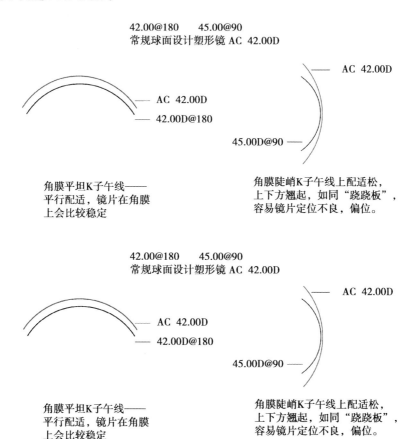

图 4-6-1　常规球面设计塑形镜在散光角膜上的配适

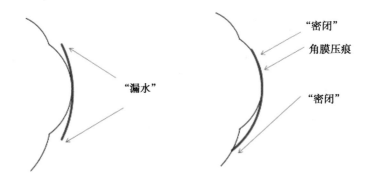

在角膜陡峭子午线上会形成两边翘起的"跷跷板"配适；
上下方镜片翘起，镜片与角膜不能形成密闭效果（"漏水"），无法形成流体力学塑形效果

镜片为了获得"密闭"的流体力学塑形效果，会在角膜上移位，寻找能封闭镜片边缘的角膜位置，造成镜片偏位、角膜镜片压痕

图 4-6-2　球面设计塑形镜片在散光角膜上容易偏位

　　然而，很多儿童的角膜散光都会超过 1.50D，用常规的球面设计做塑形，就会出现图 4-6-2 中的情况，塑形效果就没有这么好了。散光角膜塑形设计就可以很好的处理角膜散光的配适问题：在不同的子午线上 AC 不同，使得镜片与角膜更匹配。

　　图 4-6-3 中，同样是这个两子午线曲率分别是 42D 和 45D（即角膜散光 3.00D）的椭圆角膜面，在角膜上的各个方向，镜片的曲率都与角膜匹配，和角膜形成良好的配适状态，镜片稳定性大幅度提高，而不容易偏位。

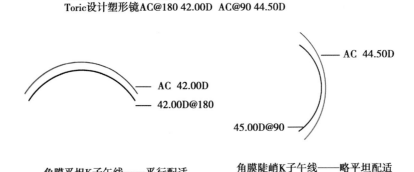

42.00@180　　45.00@90
Toric设计塑形镜AC@180 42.00D　AC@90 44.50D

—— AC 44.50D

—— AC 42.00D
—— 42.00D@180

45.00D@90 ——

角膜平坦K子午线——平行配适

角膜陡峭K子午线——略平坦配适（保留一点泪液间隙，方便泪液交换，避免镜片配适过紧）

图 4-6-3　散光角膜塑形镜的配适

图4-6-4中，A、B是用常规的球面设计镜片对角膜散光为2.25D的角膜塑形的效果，我们已采用了略偏紧的镜片配适，但塑形效果仍不满意；改用散光塑形设计后，塑形后的地形图C、D好很多。

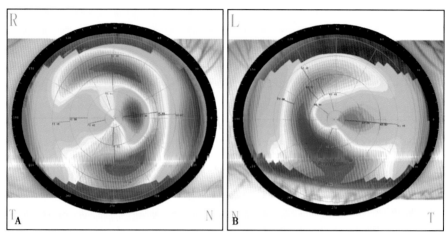

常规设计角膜塑形后的地形图

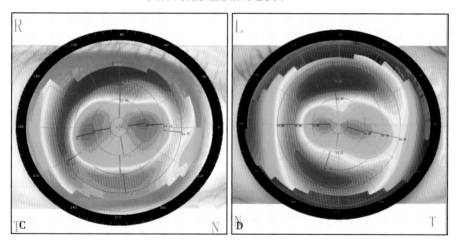

散光设计角膜塑形后的地形图

图4-6-4 常规设计塑形镜和散光设计塑形镜的塑形效果比较

对角膜散光不大，常规塑形镜也能获得良好的日间裸眼视力（1.0）的情况，但如果用散光塑形镜，塑形后的角膜地形图表现更好，能获得更好的视觉质量。可以说，散光塑形镜的出现，让我们进一步扩大了角膜塑形的适应证，让很多原来无法做角膜塑形，或塑形效果不好的儿童能获得满意的治疗结果和近视控制效果。

二、散光（toric 设计）角膜塑形镜的验配

下面我们以一个实际的案例来说明散光角膜塑形镜的验配过程。

女，13 岁，基础视光检查资料如表 4-6-1。

表 4-6-1　散光角膜塑形镜验配案例基础视光检查资料

眼别	全矫验光	眼轴（mm）	角膜曲率	水平 e	垂直 e	地形图 simK	HVID	瞳孔横径 mm
右	-7.50——1.0	25.51	42.75 × 180 44.125 × 90	0.58	0.51	42.69 × 4 44.36 × 94	11.4	4.91
左	-5.50/-0.50 × 155——1.0	25.75	42.5 × 180 44.125 × 90	0.6	0.36	42.44 × 173 44.34 × 83	11.4	4.7

双眼角膜地形图如图 4-6-5。

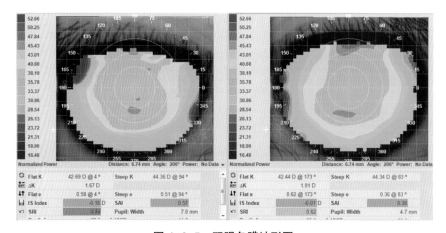

图 4-6-5　双眼角膜地形图

双眼角膜地形图对称、规则，e 值正常略偏高，现有试戴镜 42.50/5.00/10.6 和 42.25/5.00/10.6，所以我们先用常规角膜塑形试戴镜做试戴：右眼试戴 42.50/5.00/10.6、左眼试戴 42.25/5.00/10.6，1 小时后的切线差异地形图如图 4-6-6、图 4-6-7。

试戴 1 小时后双眼的地形图表现都是向颞上方偏位，考虑到患者角膜散光偏大，验光师双眼给收紧 0.25D 再做过夜试戴。右眼试戴 42.75/5.00/10.6；左眼试戴 42.50/5.00/10.6。过夜试戴后次日复诊，镜片活动无黏附，角膜完好，地形图如图 4-6-8、图 4-6-9。

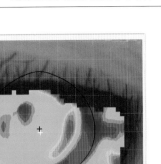

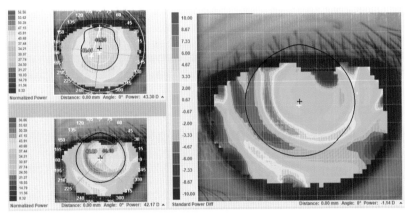

图 4-6-6　右眼试戴 42.50/5.00/10.6 1 小时 切线差异地形图

图 4-6-7　左眼试戴 42.25/5.00/10.6 1 小时 切线差异地形图

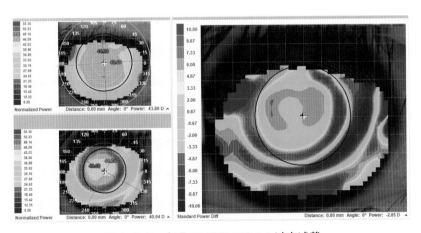

图 4-6-8　右眼 42.75/5.00/10.6 过夜试戴

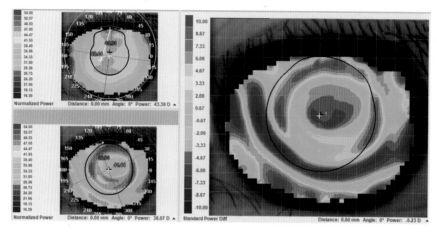

图 4-6-9　左眼 42.50/5.00/10.6 过夜试戴

地形图的表现好很多，可以接受。家长问能否通过调整再改善一下配适，让镜片更加居中一些呢？当然可以，本案角膜散光大，我们也是先本着为患者"省钱"的原则，先尝试用常规塑形镜片试戴，如不理想再用 toric 设计的塑形镜。

（一）散光塑形镜的验配步骤

第一步：测量地形图测量陡峭子午线与平坦子午线在弦长为 8mm 时的矢高差。

不同地形图提供的矢高差的测量方法不同，多数地形图需要手动在高度图上分别点击测量角膜颞侧 4mm 和下方 4mm 处平坦/陡峭子午线上的矢高，再计算矢高差。

我们用的 Medmont 地形图仪提供"平坦/陡峭子午线上的加权平均矢高"，所以不用手动点击测量，可以直接调出程序查看。具体方法如下：

先调出角膜地形图上弦长为 8mm 区域的两主子午线的矢高（图 4-6-10、图 4-6-11）。

图 4-6-10 显示右眼弦长为 8mm 区域，子午线 3.6°（平坦子午线）加权平均矢高为 1080.9μm；子午线 93.6°（陡峭子午线）加权平均矢高为 1118.7μm。所以，陡峭子午线与平坦子午线在弦长为 8mm 时的矢高差为 1118-1080=38μm。

图 4-6-11 显示左眼弦长为 8mm 区域，子午线 172.8°（平坦子午线）加权平均矢高为 1072.3μm；子午线 82.8°（陡峭子午线）加权平均矢高为 1115μm。所以，陡峭子午线与平坦子午线在弦长为 8mm 时的矢高差为 1115-1072=43μm。

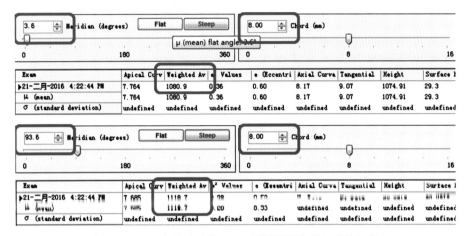

图 4-6-10 右眼弦长为 8mm 区域的两主子午线的矢高

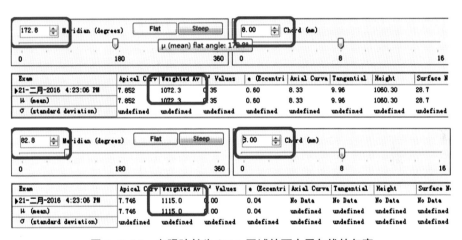

图 4-6-11 左眼弦长为 8mm 区域的两主子午线的矢高

第二步：计算所需要的 toric 设计量。

散光塑形镜的散光量（toric 设计量）的计算符合以下两规则：

规则 1：多数情况下，矢高差小于 30μm 时，不需要用散光塑形镜验配（toric 设计）；矢高差在 30~40μm 时，不一定需要用散光塑形镜验配；矢高差在超过 40μm 时，常常需要用散光塑形镜验配。

规则 2：一般来说，每 15μm 的矢高差对应 0.50D 的 toric 设计量（散光塑形镜的散光量），所以右眼需要的 toric 设计量是 38/15×0.5=1.26D；左眼需要的 toric 设计量是 43/15×0.5=1.43D。

所以，本案中，右眼矢高差 38μm，不一定需要用散光塑形镜验配，而且常规球面设计试戴的效果佳；而左眼矢高差 43μm，需要用散光塑形镜验配。

第三步：试戴。

从先使用常规片试戴的地形图表现中，我们确实看到，右眼用常规片也获得了可接受的塑形效果，而左眼地形图表现相对差一些。按上述 toric 设计量的计算，给左眼过夜试戴 42.50/44.00　3.00/10.6（散光量 44.00-42.50=1.5D）。

次日晨复诊，镜片活动无黏附，角膜完好，地形图如图 4-6-12。可见地形图表现较常规设计的塑形镜效果好很多。

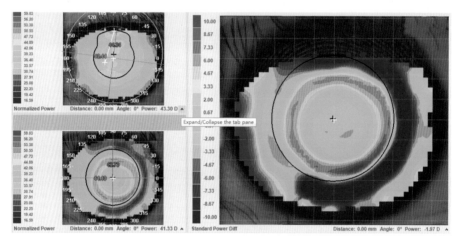

图 4-6-12　左眼试戴 42.50/44.00 3.00/10.6（散光量 1.5D）一晚

第四步：片上验光，确定定片降幅。

结果，我们按片上验光结果确定降幅后，给患者右眼定制了常规球面设计的塑形镜，而左眼定制了散光塑形镜，后期观察，地形图均表现"牛眼环"，双眼视力 1.2，视觉质量佳。

其余检查流程和后续复诊方案与常规塑形镜验配方法一致。

（二）散光角膜塑形镜的验配要点

1. 哪些情况可能需要用散光片验配

● 弦长 8mm 处矢高差大于 40μm

● 近视：散光 < 2:1（散光的量相对大，甚至散光比近视度数还高）

● 角膜形态不规则，不对称

● e 值：陡峭 e ≤ ½ 平坦 e

注意，角膜散光大，不一定就需要散光片。有的角膜散光量虽然大，但是散光范围集中在角膜中央（apical astigmatism），周边的角膜散光不大，AC 区镜片与角膜能"闭水"，可以尝试用常规球面设计的塑形镜处理。

有时角膜散光量小，但是散光分布在角膜周边（limbus to limbus astigmatism），

AC 区镜片与角膜"漏水"了，反而需要用散光片处理。所以用弦长 8mm 处的矢高差而不是角膜散光来判断是否需要使用散光片更科学。

2. 在地形图上测量陡峭子午线与平坦子午线在弦长为 8mm 时的矢高差 这里有 2 个要素：

要素 1：弦长 8mm，即周边 4mm 半径处。这是 AC 弧的位置，这个位置的矢高差决定了戴塑形镜后 AC 与角膜间是否能起到"闭水"的作用。

要素 2：矢高差超过 $40\mu m$ 时，说明球面设计的常规镜片 AC 与角膜间的缝隙大。矢高差过大时，AC 与角膜间会产生比较大的空隙，会"漏水"。此时，镜片与角膜不能形成密闭效果，就无法形成流体力学的塑形效果。而镜片为了获得"密闭"的流体力学塑形效果，会在角膜上移位，找此时间镜片边缘"不漏水"的位置，造成镜片偏位。这种情况需要用散光塑形镜验配。

3. 矢高的测量 当手动测量矢高差时，不是选择水平（180°）颞侧 4mm 和垂直（90°）下方 4mm 测量，而是选择最平坦子午线方向和最陡峭子午线方向 4mm 位置测量。

有时因为下方角膜暴露不全，地形图未能采集到下方 4mm 的曲率数据。需要多次测量，直到获得满意的地形图。但临床上常常会遇到小睑裂的人，垂直方向上的采集高度常常不够，不能采集到角膜下方 4mm 处。可适当牵拉下眼睑以增加下方角膜暴露，但不宜牵拉上眼睑增加上方角膜暴露。牵拉上眼睑容易造成睑压增加，对角膜压力增加，角膜曲率变化。

有的人上睑压高，眼睑紧张，上眼睑对角膜压力大，会造成上方角膜曲率高，所以测量上方 4mm 的角膜曲率可能会有误差。而且上方角膜 4mm 处更加不容易暴露。

无法暴露下方 4mm 位置处时，可选择 Medmont 地形图系统。Medmont 地形图系统可以用"加权平均"算法"推导" 8mm 弦长的矢高。不同的生产商对地形图"加权平均"推导的算法可能不同。

如果地形图无"加权平均算法推导 8mm 弦长的矢高"的功能，可以用下述矢高计算公式自行计算。

$$sag（s）=\frac{R_0-\sqrt{R_0^2-y^2 p}}{p}$$

$$R_0=\sqrt{R^2+y^2 p-y^2}$$

$$p=1-e^2$$

式中，sag（s）——矢高；

R_0——角膜顶点曲率；

p 值——形态因子；

R——K 读数；

y——半弦长。

使用该公式可以根据角膜曲率 simK 读数、e 值和半弦长（4mm）计算出该子午线方向上的矢高。

手动测量矢高差是对单点的测量，误差较大，而地形图系统的"加权平均"算法和使用公式计算误差相对小。

4. 散光量的选择

（1）矢高差在 30μm 以下时不用散光塑形镜验配，用常规塑形镜验配即可。

（2）矢高差在 30~40μm 时不一定需要用散光塑形镜验配，可先尝试常规球面设计的塑形镜。

（3）矢高差超过 40μm 时，常规球面设计塑形镜常常无法耐受、容易偏位，需要用散光塑形镜验配。

一般来说，每 15μm 的矢高差对应 0.50D 的 toric 设计量（散光塑形镜的散光量）。这种方法计算出的散光量可作为参考，临床上还需要通过试戴来确认。使用与计算散光量接近的散光试戴镜试戴。

（三）小结

散光塑形镜的验配特点是：

1. 散光塑形镜设计（toric 设计，或称双轴设计）扩大了角膜塑形的适应证。
2. 角膜散光量的大小与选择散光塑形镜没有直接关系。
3. 散光塑形镜验配需要计算两主子午线 8mm 弦长的矢高差。
4. 矢高差如果太小，不合适验配散光塑形镜，用常规球面设计塑形镜即可。
5. 散光塑形镜也需要试戴。
6. 合适的地形图有助于散光塑形镜的验配。

第七节　角膜塑形镜配适常见问题和参数调整

验配角膜塑形镜是一种难以精确化的视光学"艺术"。试戴时荧光评估是在坐位、睁眼状态做的，而闭眼、平卧时的配戴状态是无法实时评估的；戴镜验光可以是精确的，但是摘镜后的角膜屈光度却是因人而异的；戴镜时的屈光状态是稳定的，而摘镜后的屈光状态是随时间推移而不断变化的。所以，验配师在验配时，需要结合动态评估、静态的荧光素显像评估和试戴后的角膜地形图等多种因素考虑。角膜塑形镜的验配过程像"摸着石头过河"，一些复杂的案例（如眼睑非常紧、角膜对称性很差等情况）常常会耗费非常多的时间，试戴和观察试戴后的角膜地形图表现 – 调整 – 再试戴的过程，需要数次反复才能找到合适的镜片。

一般要等角膜地形图基本恢复后才做下一次试戴，否则角膜容易在原来错误的塑形形态下被"新塑形"而影响对新试戴镜的效果判断。

本章第四节中的实际案例，是非常理想化的情况，而在实际工作中，我们遇到的患者情况千变万化，评估时认为配适满意，但试戴后角膜地形图不佳、视力差的情况常见，此时试戴后的角膜地形图分析就显得特别重要了。试戴 2 小时或者过夜试戴的角膜地形图对塑形趋向的判断有参考价值，当然，过夜试戴更有意义。

角膜地形图分析中，使用试戴后 – 原始地形图的切线差异图（tangengtial subtractive map）可显示角膜塑形镜治疗区的位置，反映过夜配戴角膜塑形镜时镜片的位置，是塑形镜验配最常用的观察指标。

学习如何根据试戴后的角膜地形图表现调整镜片参数是验配师的基本功。本节就常见的角膜塑形配适问题和处理方案做介绍。文中采用 BC 代表基弧，AC 代表定位弧，RC 代表反转弧，PC 代表周边弧。

一、配适偏紧

（一）荧光评估表现

明显的镜片配适过紧，在荧光评估时就可发现，所以很容易判断。荧光评估时常常会有以下表现：

1. 在动态评估过程中镜片往往居中良好但活动度差，荧光素难以进入镜片下，镜下泪液交换少。染色后很长时间，荧光素都还可观察到（没有被泪液交换出来）。

2. BC 区与角膜接触少，AC 区呈现黑暗无荧光（见图 4-4-3 C），而 RC 区过细或有气泡（见图 4-5-2）。

3. 短时试戴就可以出现角膜中央的融合性点状染色灶；过夜试戴容易角膜水肿。

4. 过夜试戴后镜片容易黏附角膜而难以摘镜。

5. 摘镜后角膜上可有明显压痕。

（二）角膜地形图表现

角膜地形图上的哭脸（frowny face）征，是指镜片定位下方偏位，常常提示镜片配适偏紧，如图 4-7-1。遇到这样的角膜地形图，结合配适的表现可作出配适偏紧的结论。

注意如果出现角膜上皮融合状点状染色时，角膜地形图的 placido 环会扭曲，测量结果不准确，出现上皮损伤处"中央岛"的表现，等角膜恢复后再做角膜地形图检查。

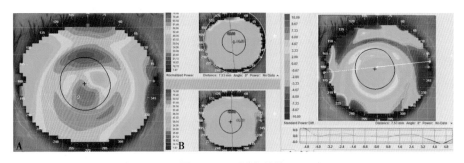

图 4-7-1 下方偏位

A. 过夜试戴后的角膜地形图,下方偏位,哭脸(frowny face)征;

B. 试戴后 - 原始角膜地形图的切线差异图,镜片定位偏下方

(三)处理

镜片偏紧时可放松 AC 或减小直径(TD),通过减小镜片矢高达到放松镜片配适的目的(图 4-7-2),其中以放松 AC 最为常用。

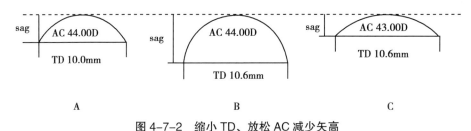

图 4-7-2 缩小 TD、放松 AC 减少矢高

A. 直径缩小为 10.0mm,AC 不变时矢高变小;B. AC44.00D,直径 10.6mm 的镜片;

C. 直径不变 AC 放松为 43.00D 时矢高变小

放松 AC 的时候一般以 0.5D 为阶梯逐步放松,直到理想的配适、满意的试戴后角膜地形图出现。

二、配 适 偏 松

(一)荧光评估的表现

配适偏松和偏紧的表现相反。

在动态评估过程中镜片活动度大,中心定位差,泪液交换快,染色后荧光流逝快,配戴者异物感强。

BC 区与角膜接触多;AC 区荧光充盈、泪液层厚;RC 区宽厚,与 BC 区分界不明显(见图 4-4-3 B)。

由于镜片对角膜中央的接触多、压力大,试戴后容易出现中央角膜上皮点状脱落和着色，严重时同样影响角膜地形图检查结果。

过夜试戴后镜片容易偏位，过松的镜片甚至会黏附角膜，角膜上也可产生镜片压痕。

（二）角膜地形图表现

试戴后角膜地形图的笑脸（smiley face）征，是指镜片定位上方偏位，常常提示镜片配适偏松，如图 4-7-3。遇到这样的角膜地形图，结合配适的表现可作出配适偏松的结论。

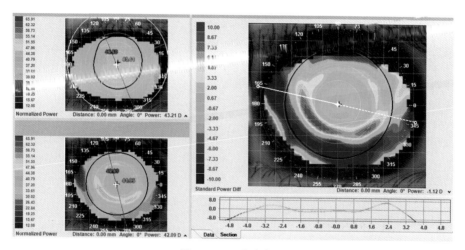

图 4-7-3　上方偏位

（三）处理

镜片偏松时可收紧 AC 或增加直径（TD），通过增加镜片矢高达到收紧镜片配适的目的（图 4-7-4），其中以收紧 AC 最为常用。

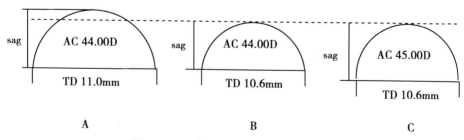

图 4-7-4　增加 TD、收紧 AC 增加矢高

A. 直径增加为 11.0mm，AC 不变时矢高增加；B. AC44.00D，直径 10.6mm 的镜片；
C. 直径不变 AC 收紧为 45.00D 时矢高增加

同样，收紧 AC 的时候也以 0.5D 为阶梯逐步放松，直到理想的配适、满意的试戴后角膜地形图出现。

三、侧方偏位

侧方偏位是角膜塑形镜验配中较常见而又难处理的问题。常常是由角膜地形图不对称、眼睑过紧、睑压不平衡或边到边角膜散光配戴球面设计的镜片引起。侧方偏位导致日间裸眼视力差，成像质量差，眩光，甚至重影。

（一）荧光评估的表现

偏紧或偏松的配适也有可能造成侧方偏位，荧光评估时应将镜片推到角膜中央重新评估，先排除配适过松或过紧的情况。

眼睑紧、睑压不平衡的患者，拉开上睑时，镜片定位居中，配适佳，但瞬目后镜片会被眼睑带到侧方。闭眼时眼睑对镜片的影响造成偏位，要通过夜试戴后的角膜地形图才会反映出来，所以遇到这类患者更要强调过夜试戴。

（二）角膜地形图表现

图 4-7-5 是典型的侧方（颞侧）偏位的切线差异图表现。

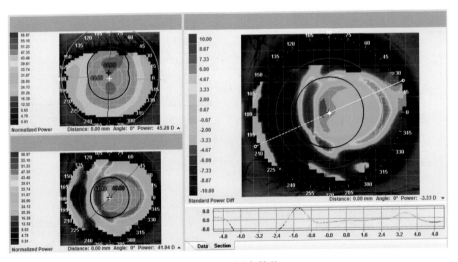

图 4-7-5　侧方偏位

（三）处理

如果是角膜地形图不对称引起的镜片偏位，需收紧 AC 或增加 TD（增加矢高）后重做试戴。通过增加 AC 宽度来增加镜片总直径，能增加镜片与角膜的接触面积，提高镜片定位的稳定性，是解决侧方偏位的常用方法。

　　如果按上述方案处理后仍不能改善偏位时可评估偏位对视觉质量的影响程度。如果偏位不严重（小于1.0mm），也不影响视力，也可以家长沟通，为达到控制近视的目的还是验配。

　　如果是边到边的角膜散光，配戴球面镜片则较容易出现侧方偏位，此时采用toric设计常常能解决。图4-7-6中同样是2.80~2.90D的两个角膜散光，一个是顶点角膜散光（A），一个是边到边的散光（B），配戴球面塑形镜后，顶点角膜散光的角膜获得了良好的定位（C），而边到边的散光出现了明显的偏位（D）。

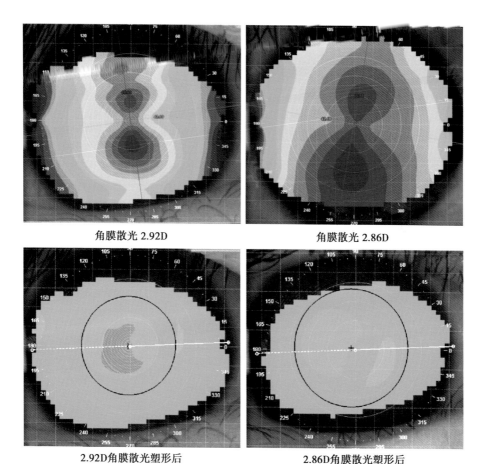

角膜散光2.92D　　　　　　　　　　　　　角膜散光2.86D

2.92D角膜散光塑形后　　　　　　　　　　2.86D角膜散光塑形后

图4-7-6　不同角膜散光宽度塑形后效果比较

A.顶点角膜散光；B.边到边的散光；

C.顶点角膜散光戴球面塑形镜后；D.边到边散光戴球面塑形镜后

四、中央岛

塑形后角膜中央曲率变陡，角膜地形图检查在角膜中央区呈现"岛屿"状。摘镜后视力不佳，视物重影。

（一）原因

多见于配适过紧，由于镜片 BC 区配适偏陡，而 AC 区较紧，角膜光学区承受到的压力不均匀，使角膜中央拱起变形。

（二）角膜地形图表现

如果塑形后中央角膜曲率比塑形前还陡峭，而且不随塑形进程消失的，视为中央岛。差异图显示的是塑形后与塑形前的角膜曲率差值，当这个差值大于 0 时，说明塑形后曲率反而变陡，要考虑中央岛，而且这个差值越正则中央岛越严重。

图 4-7-7 中的角膜，戴镜第一天后出现中央岛，到第 7 天，中央岛仍然存在，第 1 天和第 7 天切线差异图中的 section 图显示中央岛对应位置均大于 0，说明塑形后角膜曲率较塑形前还陡峭了，而且未随塑形进程而减少，可确定为"真"中央岛。

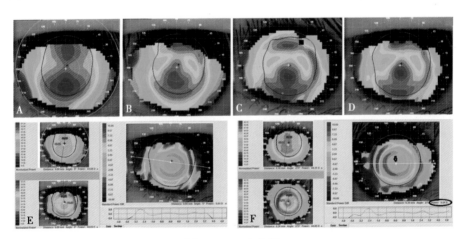

图 4-7-7　中央岛

A．原始角膜地形图；B．戴镜 1 天后的角膜地形图；C．戴镜 3 天后的角膜地形图；

D．戴镜 7 天后的角膜地形图；E．戴镜 1 天后的切线差异地形图；

F．戴镜 7 天后的切线差异地形图

（三）处理

一般通过放松 RC、放松 AC 以减少镜片矢高处理。图 4-7-8 是通过放松 RC，使 BC 区镜下泪液间隙减少，BC 区能更多地接触到角膜来消除中央岛。

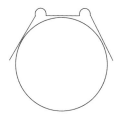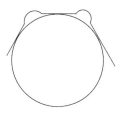

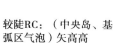

较陡RC：（中央岛、基弧区气泡）矢高高　　　　较平RC：矢高低

图 4-7-8　放松 RC，减少矢高

（四）鉴别"假中央岛"

塑形过程中短期出现"中央岛"会随着塑形的过程会很快消失，这种情况是暂时性的，称为"假中央岛"。

角膜平 K 曲率高的（如 45D 以上）角膜，过夜配戴塑形镜后 1~2 天内常见角膜地形图中央岛，但后期会逐渐消失，这类"假中央岛"一般不处理。图 4-7-9 是一平 K 为 45.00D 的角膜，过夜试戴后角膜地形图表现为中央岛。

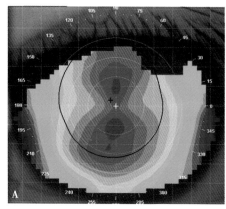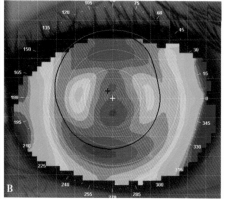

图 4-7-9　平 K 陡的角膜过夜试戴后的中央岛

A. 原始角膜地形图，平 K 为 45.00D；

B. 过夜试戴角膜塑形镜后的角膜地形图，表现为中央岛

用切线差异图显示的 section 图中（图 4-7-10），中央岛对应的位置在"−0.32D"上（黑色箭头标识），说明塑形后中央角膜曲率并未变得更陡，可认为这是一个假中央岛，会随塑形过程消失。

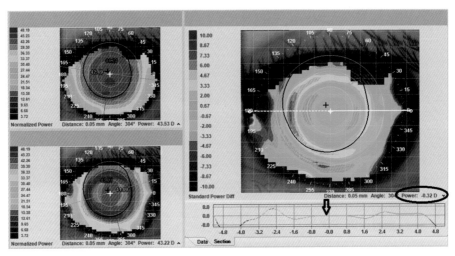

图 4-7-10 "假中央岛"的切线差异图

图 4-7-11 是戴镜 3 天、5 天、7 天后的角膜地形图,中央岛消失。

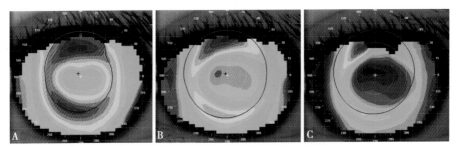

图 4-7-11 戴镜后第 3 天、第 5 天、第 7 天角膜地形图

A. 戴镜后第 3 天;B. 戴镜后第 5 天;C. 戴镜后第 7 天

前面提到过,角膜中央点状染色或水肿时也会在角膜地形图的表现上形成假性中央岛表现。此外,配适过松,镜片上方偏位严重的也会造成假中央岛表现,应注意鉴别。

五、镜片直径与配适

角膜小不是做角膜塑形的良好适应证,但临床上角膜直径小的患者却不少见。一般要求角膜直径要大于塑形镜片直径 1.0~1.5mm。对于小角膜患者来说,常规 10.6mm 的镜片直径就相对大了,给小角膜直径患者配戴时就很容易出现"假紧"的情况。此时,镜片边缘容易"覆盖"到角膜缘处,与角膜缘紧紧接触,甚至覆盖到结膜,不但容易引起眼表激惹,更会造成镜片固着、泪液交换差，过夜戴镜很容易造成角膜水肿、角膜地形图中央岛等。

图 4-7-12 是一 HVID10.4mm 的患者，使用 10.6mm 直径的常规试戴镜（A）时，镜片无活动度，荧光难进入镜片下，镜片边缘覆盖角膜缘，表现为"假紧"；使用 10.2mm 直径镜片（B）时，仍有部分镜片边缘接触到角膜缘，荧光仍不容易进入镜下；定片 9.8mm 直径后，获得良好配适。

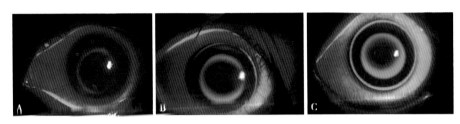

图 4-7-12　镜片直径相对大造成的"假紧"配适
A. 常规片 10.6mm 直径镜片的配适；B. 10.2mm 直径镜片的配适；
C. 9.8 直径镜片，获得良好配适

验配前检查要求测量 HVID，而不论哪种方法测量，都不如试戴时观察镜片和角膜直径的关系，尤其对于测量 HVID 小的患者，更应注意。

使用合适直径的试戴镜是成功验配的要素之一，而中国儿童角膜的 HVID 偏小（见表 1-1-1），所以备一套小直径的角膜塑形镜试戴镜非常重要。

六、镜片直径与眩光

如果瞳孔较大并超过了塑形治疗区，则会产生眩光而引起视觉质量差和不适（图 4-7-13），在暗环境中（夜间）这种现象更明显。Cho 等于 2002 年报道了对 61 个角膜塑形者的问卷调查，33%（21/61）有夜间眩光现象。但由于这些调查对象多数（50/61）在 16 岁以下，没有夜间驾驶的需要，所以无法说明这类夜间眩光对夜间驾驶的影响。

就是说治疗区大，可以避免眩光、提高塑形后的视觉质量，一般来说，4~5mm 定位居中的治疗区，就能防止正常光亮下的眩光出现了。但治疗区的大小和近视降幅相关。

按照角膜塑形设计原理使用的 Munnerlyn 公式：上皮变薄量（压平量）= $R \times D^2 / 3$（R 降幅，D 治疗区直径）。即：塑形的压平量，与近视降幅和治疗区面积正相关，降幅越高，治疗区直径越小。根据这个公式，-6.00D 近视塑形，理论上其治疗区会减少到 3.00mm，所以近视高的塑形对象容易出现低对比度视力差和眩光的情况。

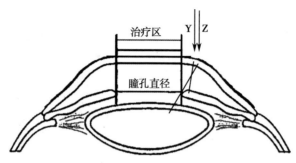

图 4-7-13　大瞳孔造成眩光

瞳孔大于治疗区或等大（暗光环境）时，靠近边缘的 Y 光线通过治疗区角膜折射后被瞳孔阻挡；更周边的 Z 光线被则正好被相对陡的角膜折射后进入瞳孔，这样就造成了眩光

按文献研究的结论，一般 –3.00D 以下的近视塑形，不会出现眩光现象。但 300 度以上近视塑形则可能眩光。所以对高度近视塑形者可以测量其暗光环境下的瞳孔直径（建议使用红外线瞳孔测量仪，也可用红外线眼底照相机测量更准确）。

对于暗室瞳孔直径大，而近视度数高的塑形者，HVID 够大的可增加其 BC 区直径进而增加治疗区而处理眩光问题，但设计上要仔细计算。

此外，偏位、中央岛也会产生眩光，要注意鉴别。

七、配适常见问题汇总

将上述常见的配适问题和处理方法总结如表 4-7-1。

表 4-7-1　常见配适问题和处理方法

问题	角膜地形图表现	症状、体征	原因	处理
上方偏位（笑脸征）	镜片定位于上方，或颞上方镜片配适偏松，越松越偏上方	近视塑形量比预期少，塑形后出现顺规散光，视物重影、眩光	镜片矢高不足，角膜 e 值偏低	增加镜片矢高包括：收紧 AC 或收紧 RC
下方偏位（哭脸征）	镜片定位于下方，镜片配适偏紧，越紧越偏下方	近视塑形量比预期少，塑形后散光增加，视物重影、眩光	镜片矢高过大，角膜 e 值偏高	减少镜片矢高包括：放松 AC 或放松 RC，

续表

问题	角膜地形图表现	症状、体征	原因	处理
中央岛	角膜中央区呈现"岛屿"状陡峭区，配适偏紧造成，越紧中央岛越明显	片上验光难以确定光度，视物重影、眩光，矫正视力不提高，甚至比塑形前还差，角膜上皮损伤、甚至水肿	矢高过高、镜片拱顶，角膜 e 值偏高	如果中央角膜曲率比塑形前曲率低，说明是假中央岛，不用处理，会渐渐消失；如果中央角膜曲率比塑形前曲率高，则减少镜片矢高包括：放松 AC 或放松 RC
侧方偏位	镜片向鼻侧或颞侧偏位	散光增加，视物重影、眩光，严重的偏位影响视力	镜片配适不佳，眼睑紧，角膜地形图不对称，边到边角膜散光配戴球面设计镜片	如果是配适过松或过紧，按相应原则调整；尝试特殊设计（如 toric 设计）；增加镜片直径
"假紧"	正常角膜地形图或中央岛表现	眼红、眼痛，镜片固着，泪液交换差，过夜戴镜容易造成角膜水肿	角膜直径小，镜片直径过大	试戴时观察镜片和角膜直径的关系，调整镜片直径
治疗区过小	正常光和暗光环境下，治疗区都比瞳孔小	眩光，暗光环境视力差	近视降幅高造成治疗区小，BC 区直径小，大瞳孔	适量减少降幅，适量增加 BC 区直径，日间戴低度框架镜

第八节　其他常见验配问题

一、视力波动

近视度数高的患者常见。在塑形初期，塑形效果不完全，日间会出现近视回退，会随着塑形过程逐渐消失。

二、视近困难

有的患者抱怨塑形后视远清晰而视近困难,检查也无过矫正情况。这种情况常常只出现在塑形初期,与调节功能有关,一般会很快适应而消除。

如果长期存在视近困难,或主诉早晨刚摘镜后视力模糊,到下午或晚上反而视力清晰,则需要再仔细验光,排除因过度塑形(降幅给得过多)形成日间远视的情况。

三、塑形效果差

塑形达不到预期的效果,可能的原因如下:

1. 低 e 值、曲率过平、眼压偏低或偏高、角膜厚度大的角膜也会出现视力波动情况,而且最终塑形效果达不到目标塑形量,可适量增加降幅设计。

2. 镜片保管、护理不当造成的镜片变形,镜片后表面沉积物会让塑形效果失效。

3. 左右眼戴错镜片。

4. 镜片材料老化、超时戴镜,镜片被角膜塑形,发生参数变化。

5. 近视仍进展较快,超过了近视降幅量。

四、效果维持时间短

塑形效果维持时间短,可能的原因如下:

1. 近视度数高、降幅设计大(降幅越大,反弹越快)。

2. 眼压偏低或偏高。

3. 镜片超时使用,镜片变形、污损,需要更换新镜。

五、镜 片 固 着

镜片配适过紧、过松或镜片直径过大,使泪液交换受阻,晨起镜片黏附于角膜上不活动,或摘镜后镜片在角膜、结膜上形成压痕,镜片后表面污损、粗糙、有沉积物时更容易镜片固着,常有角膜或结膜染色,多无症状或刺激感。

镜片固着时,摘镜技巧很重要,如未确认镜片活动就摘镜容易造成角膜上皮脱落。所以配戴者学会区别活动和固着的镜片很重要,一般来说,镜片固着者通常感觉舒适但会感觉眼干,摘镜前一定要仔细确认。

处理方案:寻找镜片固着的原因,改善镜片配适,或减少镜片直径;镜片污损时及时处理镜片或更换新片。

第五章

CRT 角膜塑形镜

角膜塑形镜的设计分为：VST 设计（vision shaping treatment　视觉重塑治疗），是 BOSTON 公司的设计专利；CRT 设计（corneal refractive therapy 角膜屈光矫治），是 PARAGON 公司的设计专利。目前我国使用的日本、美国、中国香港、韩国，以及我国台湾、合肥的角膜塑形镜都是 VST 设计。VST 设计的角膜塑形镜参数主要包括 BC（base curve）基弧、RC（reverse curve）反转弧、AC（alignment curve）配适弧或定位弧、PC（peripheral curve）周弧。验配时，主要通过对标准试戴镜的 AC 的选择进行验配评估，通过戴片上验光计算近视降幅，获得 BC 参数。其中 RC 则由厂家设计（RC 的设计常常有生产商的专利保护，不公开）。

CRT 角膜塑形，在美国市场是市场份额最大的品牌，是美国 FDA 首家批准的夜戴型角膜塑形镜，其设计概念与 VST 大不相同。我们多次在美国参加国际角膜塑形会议都有所闻，不少美国专家都是使用 CRT 产品。2016 年底 CRT 获得了 SFDA 的批准进入了中国市场，目前已有不少单位在使用 CRT 角膜塑形镜验配。在 Paragon 公司的网站上可以查找并下载到 CRT 验配指南：《PROFESSIONAL FITTING AND INFORMATION GUIDE》。

本章介绍 CRT 的材料、设计、验配和配适调整原则，其余如清洁护理、复诊、并发症处理等内容与 VST 塑形镜相同，不再赘述。

第一节　CRT 角膜塑形镜的材料、设计和试戴镜组

一、材　　料

先看看 CRT 的材料特性：（CRT100® 采用的是 HDS100 paflufocon D 材料）

1. 基本物理特性

ATTRIBUTES OF THE PARAGON CRT100® LENS（paflufocon D）

Refractive Index（折射率）   1.442（Nd at 25℃）

Luminous Transmittance+（Green）（透光率）   95%

Wetting Angle（Receding Angle）++（湿润角）   42°

Wetting Angle（Contact Angle）+++   70º

Specific Gravity（比重）   1.10

Hardness（Shore D）（肖氏硬度）   79

Water Content（含水量）   <1%

+ Determination of the Spectral and Luminous Transmittance（光谱和透射率测定法），ISO 8599：1994

++ Adapted from：A New Method for Wetting Angle Measurement（根据 Madigan 的 "一种湿润角测量的新型方法" 改良）；Madigan，et. al.，International Eyecare，01/1998. vol. 2，no.1，p.45

+++ Sessile Drip Technique per ANSI Z80.20，8：11 Sessile drop（固着分接点法）利用一滴生理盐水置于镜片材料上，然后测量其产生的接触角。这方法是在各种方法中最旧及欠准确的。

2. **透氧性** HDS100 的透氧性参数如下（表 5-1-1）：

表 5-1-1 HDS100 的透氧性指标

材料	光度	DK 值	中央厚度（mm）	平均中央厚度（mm）	DK/L
HDS 100	−2.00	100	0.145	0.163	61
HDS 100	Plano	100	0.163	0.166	60
HDS 100	+2.00	100	0.180	0.168	60
HDS	−2.00	40	0.124	0.148	27
HDS	Plano	40	0.147	0.149	27
HDS	+2.00	40	0.169	0.161	25

DK 值（透氧系数）的单位：（cm^2/sec）（ml O$_2$）/（ml x mm Hg）ISO/ANSI Method，ISO 9913–1

同样可以在网站上查找到我们熟知的博士顿 BOXO 材料（国内多数的角膜塑形镜都是 BOXO 材料）的相关参数，整理如下（表 5-1-2）：

表 5-1-2　HDS 材料与 BOXO 材料比较

	HDS	BOXO
Refractive Index（折射率）	1.442	1.415
Luminous Transmittance+（Green）（透光率）	95%	
Wetting Angle（Receding Angle）++（湿润角）	42°	49°
Specific Gravity（比重）	1.1	1.27
Hardness（Shore D）（肖氏硬度）	79	78
Water Content（含水量）	<1%	<1%

从材料的特性来看 HDS100 比重较小一些；湿润角也比 BOXO 小些，其介于数与 BOXO 类似。由于湿润角小，那么配戴镜片时的舒适度会比 XO 材料好些。

二、设　　计

1. **CRT 的可调整参数**　CRT 的设计理念是"proximity control"，意为"邻近分区控制"，指塑形镜片相邻的三个分区是独立、参数无联动组成的，分别是 BC（base curve）基弧、RZD（return zone depth）反转区深度和 LZA（landing zone angle）着陆角（图 5-1-1）。相邻三区参数变化相对独立，是以镜片总矢高改变为基础。各参数的中文术语和可调整范围见表 5-1-3。

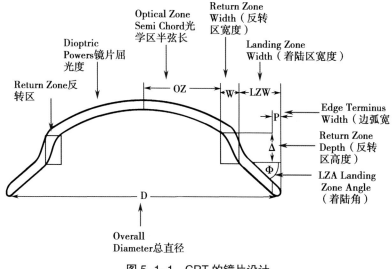

图 5-1-1　CRT 的镜片设计

表 5-1-3　CRT 的可调整参数

CRT 可调整参数	中文术语	可调整的范围	备注
Overall Diameter（D）	镜片总直径	9.5~12.0mm	
Central Base Curve Radius	基弧	6.50~10.50mm	同 VST 设计，由近视降幅计算
Optical Zone Semi Chord（OZ）	光学区半弦长	3.00mm	光学区半弦长乘以 2 即是光学区直径
Return Zone Width（w）	反转区宽度	0.75~1.5mm	试戴镜是固定的 1mm 宽，靠调整 RZD 来改变 RZ 的配适。一般不调整
Return Zone Depth（△）	反转区高度	~1.0mm	试戴镜的范围：500~575μm。是主要的调整参数之一。
Landing Zone Radius	着陆区曲率半径	~ 无穷大	因为着陆区不是"弧"而是切线（直线），所以曲率半径是无限大（而且是固定值），不调整
Landing Zone Angle（Φ）	着陆角	−25°~−50°	试戴镜的范围：−31°~−35°，是主要的调整参数之一。
Landing Zone Width（LZW）	着陆区宽度	0.5~2.75mm	一般情况下不需要调整
Edge Terminus Width（P）	边弧宽度	0.04mm~LZW	一般情况下不需要调整
Dioptric Powers	镜片屈光度	−2.00~+2.00D	一般情况是 +0.50D，试戴镜也是 +0.50D。多数 VST 设计是 +0.75D

2. **CRT 的参数说明**　CRT 镜的理想配适状态（图 5-1-2）与 VST 类似，应该是：

- 完好的中心定位
- 3~4mm 治疗区
- 完整、封闭的反转区荧光充盈、适当的充盈带宽度
- 均匀一致的着陆区、瞬目时无下方荧光逃逸
- 适当的边缘翘起（图 5-1-2 中的 A、B、C 三种情况都可接受）

- 片上电脑验光理想光度：球镜 0~+0.75D；散光 < 1D
- 戴镜视力接近最佳矫正视力

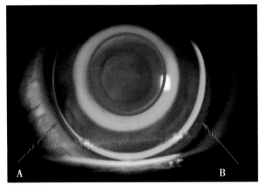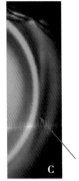

图 5-1-2　理想的 CRT 配适图

A.边翘偏低，但可以接受；B.边翘偏高，但可以接受；C.理想边翘

　　虽然荧光评估与 VST 设计类似，但是 CRT 的设计参数与 VST 是不同的。

　　1）Return Zone，反转区，截面为一"S"形曲线，衔接 BC 和 LZA 两个区域，作用相当于 VST 设计的 RC。反转区高度（return zone depth，RZD）越高，塑形力越强，一般在 500~575μm。RZD 是 CRT 角膜塑形主要的调整参数之一，验配中以 25μm 增减量改变镜片整体矢高、决定顶点间隙。比如当我们要"收紧"镜片时，要加大 RZD 的矢高，从 525μm 调整到 550μm。后文中以英文简写 RZD 代表 return zone depth，反转区。

　　2）Landing Zone，着陆区，作用类似 VST 设计中的 AC 弧。LZA（landing zone angle），着陆角（图 5-1-3），是着陆区截面和水平方向的夹角。试戴镜的范围是 −31°~−35°，同样是主要的调整参数之一。着陆角越大，负值越大（如 −35°），镜片矢高越大，镜片的边翘越小；反之，着陆角越小，负值越小（如 −31°），镜片矢高越小，镜片边翘越大，每 1° 着陆角的改变量相当于矢高改变 15μm。

　　3）镜片边翘决定着塑形镜下的泪液交换（图 5-1-4），而良好的泪液交换是角膜塑形安全性的保障，非常重要。临床验配中，为方便记录，不写"−"号，而直接用绝对值表达。比如，当我们评估时发现边翘过小需要调整增加边翘时，LZA 放平，从 33° 调整到 32°。后文以 LZA 代表 landing zone angle，着陆角。

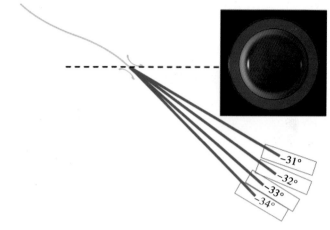

图 5-1-3 CRT 的着陆角（LZA）

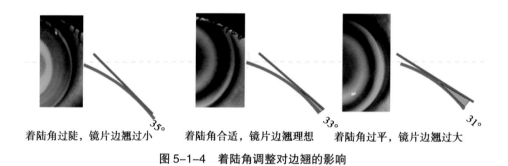

着陆角过陡，镜片边翘过小　　着陆角合适，镜片边翘理想　　着陆角过平，镜片边翘过大

图 5-1-4 着陆角调整对边翘的影响

4）由于 LZ，着陆区，是切线，会与弧面的角膜形成自然的翘起（图5-1-5），所以 CRT 并没有专门的边缘翘起（edge lift）弧段的设计。

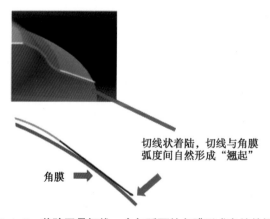

切线状着陆，切线与角膜弧度间自然形成"翘起"

角膜

图 5-1-5 着陆区是切线，会与弧面的角膜形成自然的翘起

5）Edge Terminus，CRT 的镜片边缘，与 RGP 的边弧不同。RGP 的边弧是"弧"，是设计为与角膜边缘的弧度有一定匹配度的弧段，来保证边缘翘起和泪液交换，其边弧的设计和参数会受到镜片基弧、生产过程和镜片厚度等的影响。而 CRT 的边缘，因为不是弧，而是切线，所以是专门设计而且独立于其他镜片参数的。

6）CRT 的镜片，如果增加镜片直径，需要同时收紧 LZ（增加 LZA），以保持合适的边翘（图 5-1-6）；反之，如果减少镜片直径，需要同时放松 LZ（减少 LZA），以保持合适的边翘。这种调整思路与 VST 设计不同，在 VST 镜片中，增加直径需要放松 AC，减少直径需要收紧 AC。

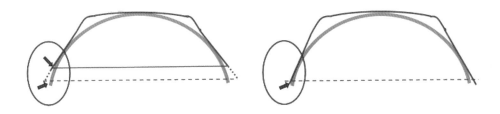

增加镜片直径时，切线设计的
着陆区会使边翘变大

增加镜片直径时需要同时收紧
LZA（增加LZA），以保持合适
的边翘

图 5-1-6 如增加镜片直径，需要同时收紧 LZ（增加 LZA）

3. **试戴镜组** CRT 的常规试戴镜，共 136/80 片（图 5-1-7），覆盖了大多数的临床验配最终参数，所以，试戴镜和最终的定片完全一致或者高度接近。试戴镜的参数为：

optic zone（光学区）= 6.0 mm

return zone width（反转区宽度）= 1.0 mm

center thickness（中央厚度）= 0.15 mm + 0.01

BC 范围：7.9~9.2mm

光度：+0.50D

直径：10.5mm

每一片镜片上都有激光标记，方便识别。激光标记有 6 个数字，前 2 个数字表示基弧，比如 79 代表基弧为 7.9；中间 2 个数字表示 RZD，比如 53 代表 525（525 四舍五入变为 530，再简写为 53）；后面 2 个数字代表 LZA，比如 33。所以图 5-1-8 中的激光标记 795333 表示镜片的参数是 79-525-33，这个镜片盒上标明了"1G"，表示这是 1 号试戴镜，镜片是绿色（green）的，要放在"1. 79-525-33"的卡槽中。每一个镜片标号对应的参数是唯一的。

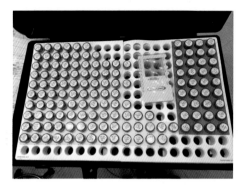

图 5-1-7 CRT 的常规试戴镜

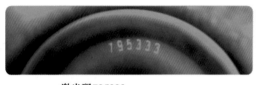

激光码795333

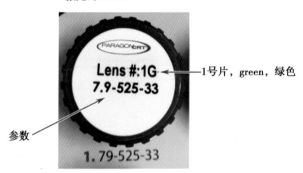

图 5-1-8 CRT 试戴镜的激光标记

三、CRT 首选镜片计算尺

CRT 的验配与 VST 塑形镜不同，需要依据检查结果（角膜平 K、近视球镜光度）查阅生产商提供的"首选镜片计算尺"（以下简称为"抽卡"）（图 5-1-9）查阅需要的第一片试戴镜。

1. 先核对好抽卡右下角的标识是否统一，要求"侧 1"对应第 1 页，二者的数字要一致。

2. 抽卡使卡槽中的箭头对准平 K，注意一定要箭头侧对准平 K。比如，图中的箭头对准的平 K 是上方的 40.25，而不是下方的 41.62。

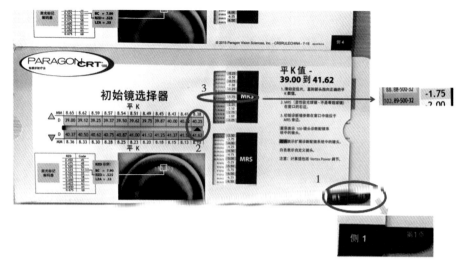

图 5-1-9　CRT 厂家提供的"抽卡"

3. 在"MRS"栏中找到主觉验光中的球镜光度（不是等效球镜度）对应窗口的试戴镜参数，如图中对应的参数是 102. 89-500-32（102 号试戴镜）。

4. 从试戴镜箱中找到对应的试戴镜做试戴（图 5-1-10）。

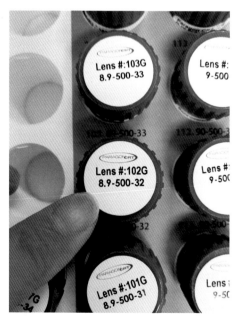

图 5-1-10　从试戴镜箱中找到对应的试戴镜

"抽卡"中标识的试戴镜参数有不同的颜色，其中：黄色标识表示该试戴镜在常规片中就可以找到；粉色标识表示该试戴镜只有在扩展试戴镜组中才有；白色标识表示试戴镜组中没有该试戴镜，需要定制。表 5-1-4 是中国市场 CRT 的定片参数范围。

根据试戴镜的评估表现，调整镜片：观察 BC 与 RZD 的表现调整 RZD（矢高）；观察边缘翘起的程度调整 LZA。

验配流程和复杂程度与 VST 系统基本相仿。对镜片参数的最终确定，都是需要通过过夜试戴后的角膜地形图来确认。

表 5-1-4　中国市场 CRT 的定片参数范围

可订制参数	范围		最小调整值
	最小	最大	
基弧 BC（mm）	6.5	10.5	0.1
光学区直径 OZ（mm）	6.0	6.0	
镜片总直径（mm）	9.5	12.0	0.5
光学区屈光度（D）	−2.00	+2.00	0.25
着陆角 LZA（°）	−25	−50	1
反转区深度 RZD（μm）	250	1000	25

四、CRT 设计的特点

1. 试戴镜多

（1）优点：试戴镜多，可调整空间大，试戴镜非常接近实际定片，试戴法定片成功率高。

（2）缺点：这么多试戴镜，意味着更多的试戴镜片定期保养、护理，和更多的财务成本。

2. 前后表面平行设计

CRT 设计，整体的镜片厚度（L）是均匀一致的，所以镜片的透氧率 DK/L 也是一致的。在 VST 设计中，不同弧区的镜片厚度不同，所以镜片的氧传导性 DK/L 不均匀。此外由于 CRT 前后表面平行形状一致，各区平滑渡过无需打磨，可减少镜片与角膜的摩擦；VST 设计的镜片不同部位厚度不同，镜片连接处需要打磨（图 5-1-11）。

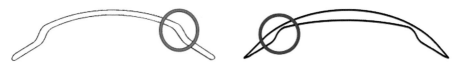

| CRT，镜片厚度（L）等同，DK/L均匀；各区平滑渡过无需打磨 | VST，镜片厚度（L）不一致，DK/L不均匀；各弧区连接处需要打磨 |

图 5-1-11　CRT 与 VST 镜片的厚度均匀性比较

3. 镜片参数独立无联动　CRT 设计中，镜片的各个区是相对独立的设计，镜片参数调整对总体的影响减少；而 VST 镜片中各弧区的参数是联动的，参数调整时需要考虑到其他弧区的联动变化。

4. 镜片薄 CRT 的镜片，中央厚度薄 "Center thickness = 0.15 mm + 0.01" 即，0.16mm。比 VST 系统的镜片（VST 的中央厚度在 0.22~0.25mm）薄。

镜片薄的优点是：第一，越薄的镜片，异物感越小，配戴越舒适；第二，按氧传导性 DK/L 计算，更薄的镜片，意味着 L 更小，氧传导性 DK/L 更高（较 0.22~0.25mm 厚度的 VST 镜片高约 30%），角膜相对不容易发生缺氧并发症。

5. 试戴后的地形图仍然是调整镜片的标准　无论是 CRT 还是 VST 设计，仅靠荧光评估仍不能确认配适是否合适，还是需要试戴后的地形图来作为调片标准。这仍然与国际主流的塑形验配思路一致。

第二节　CRT 验配流程

本节用一个实际的案例来说明 CRT 的验配流程。

男，12 岁，右眼正视，左眼近视，余检查无特殊。屈光检查如表 5-2-1：

表 5-2-1　基础屈光检查资料

电脑验光单结果	电脑验光单曲率	主觉验光	地形图平坦 simK	地形图陡峭 simK	角膜散光	平坦 e	陡峭 e	HVID
−3.25/ −0.50 × 160	42.00/8.02 × 160 42.50/7.94 × 70	−3.00 ——1.0	42.16@168	42.81@54	0.52	0.63	0.41	11.5

角膜地形图如图 5-2-1，基本对称，角膜散光小，无特殊。

按 CRT "抽卡" 的选片规则，平 K 值 42.00D，主觉验光球镜部分 −3.00D，抽卡选片参数为：88−525−32（图 5-2-2）。

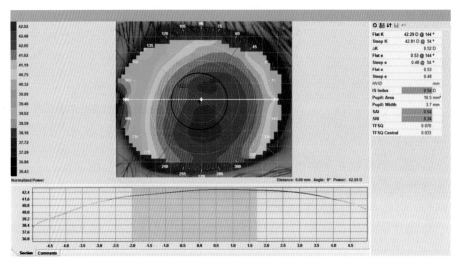

图 5-2-1　原始角膜地形图

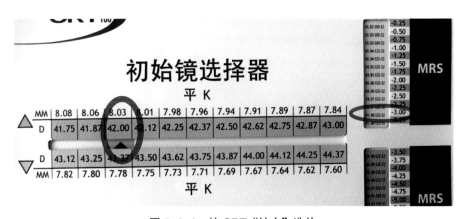

图 5-2-2　按 CRT "抽卡" 选片

给试戴后做荧光染色评估（包括动态评估、静态评估）后做片上验光为：+0.25——1.2。直接按此参数定片。患者拿到镜片后过夜戴镜，次日来复诊，镜片活动 1mm，定位居中配适可，反转区镜下见较多密集小气泡，摘镜后检查角膜上皮无脱落，反转区角膜上有密集气泡压痕、凹窝（图 5-2-3）。考虑为初次戴镜不熟练，嘱加强学习戴镜技巧，可在镜片凹面滴润眼液，充分排除气泡后再戴镜。

角膜地形图切线差异图（图 5-2-4）显示塑形后的 "牛眼环"，居中。嘱按规范戴镜一周后复诊。

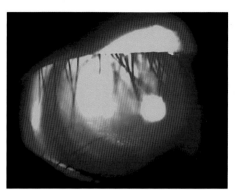

图 5-2-3 反转区角膜上有密集气泡压痕、凹窝

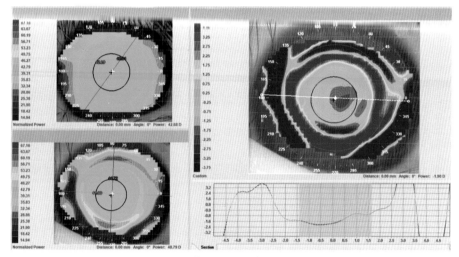

图 5-2-4 过夜戴镜后的角膜地形图切线差异图

小技巧:

我们经常会遇到患者双眼都要使用同一参数,或者希望使用的试戴镜被占用或缺失的情况。此时除了等待被占用的试戴镜片收回,或双眼分别错开做试戴评估外,还可以:

- 首选临近 BC 的试戴镜,优先选用平一档的 BC,次选陡一档的 BC。比如:需用 86-525-33,但没有,则改选用 87-525-33(BC 平一档);或次选 85-525-33(BC 陡一档)。

- 其次考虑增加 RZD,比如:需用 86-525-33 但没有,则改选 86-550-33 的镜片试戴。

如使用到上述非直接"抽卡"结果的试戴镜时,一定要强调根据片上光判断所需订片基弧。

第三节　CRT 试戴调整原则

角膜塑形的验配，是通过试戴观察配适、地形图的变化来做镜片参数调整的。CRT 验配试戴当日、过夜试戴按本文的调整原则处理以改进配适。注意，对于已配戴不良配适镜片较长时间，角膜已经被完全塑形的患者，一般需要停戴数日，让角膜恢复形态之后再做重新试戴验配。

一、CRT 参数调整对矢高的影响

CRT 的试戴调整主要包括对 BC、RZD 和 LZA 的调整。各参数的调整对镜片矢高的影响变化如下：

1. RZD　每一档的调整矢高变化 25μm。RZD 减少，矢高减少；RZD 增加，矢高增加。

2. LZA　每 1°的调整相当于矢高变化 15μm。LZA 减少，矢高减少；LZA 增加，矢高增加。

3. BC　每一档（0.5D/0.1mm）的调整相当于矢高变化 7μm。BC 增加，矢高减少；BC 减少，矢高增加。

4. BC、RZD、LZA 三区互不关联，RZD 和 LZA 可以独立或联合调整，比如 LZA 减小 1°（15μm）和 RZD 增加 25μm，则总的变化是矢高增加大约 10μm。

二、直　　径

前文中已多次提到过，在角膜塑形的验配中，理想的镜片直径（TD）要比 HVID 小 1.0~1.5mm，这样的镜片活动度良好，同时对角膜的覆盖度足够。按 CRT 验配指南 Professional Fitting and Information Guide 中，CRT 镜片的直径至少要比角膜直径小 0.5~1.0mm。所以 CRT 镜片直径（TD）的选择为：TD =HVID–0.5~1.0mm。但要注意，如对 CRT 调整直径（一般 0.5mm 一档）时，根据评估情况决定是否还要同时调整 LZA。增加直径 0.5mm 时收紧 1°LZA；减少直径 0.5mm 时放松 1°LZA。

三、上 方 偏 位

上方偏位常常是镜片矢高不足的表现，可通过增加矢高来改善。优先增加 RZD25μm，如效果不明显再增加 LZA 1°。

例如：RZD 增加 25μm（LZA 不变）86–550–33 换成 86–575–33。如果上方偏位仍然存在则 LZA 增加 1°（增加的 RZD 不变）变为 86–575–34。

四、侧方偏位

侧方偏位可通过尝试反转区 RZD 增加一档来改善。比如 86-550-33 换成 86-575-33。

五、下方偏位

下方偏位常常是镜片矢高过高的表现，可通过减少矢高来改善。优先减少 LZA 1°，如效果不明显再减少 RZD。例如：先 LZA 减小 1°，86-525-33 换为 86-525-32，如果下方偏位仍然存在，再 RZD 减小一档，换成：86-500-32。

六、治疗区面积小

如果镜片中心定位，但治疗区面积小（压平面积不足，小于 3~4mm），则可以尝试减少矢高。先降低 LZA，如果压平不足仍然存在，再降低 RZD。例如：86-550-34 换成 86-550-33，如改善不明显再 RZD 降低 1 档，换为 86-525-33。

七、e 值

如果角膜平坦子午线上的 e 值大于 0.65 时，可尝试减少 1° 的 LZA，例如 e 值是 0.71 的角膜，按"抽卡"的建议参数是 88-550-33，则选择 88-550-32 的镜片试戴；如果角膜平坦子午线上的 e 值小于 0.45 时，可尝试增加 1° 的 LZA，例如 e 值是 0.37 的角膜，按"抽卡"的建议参数是 84-575-34，则选择 84-575-35 的镜片试戴。

八、中央岛

一般情况下，中央岛常常是由于矢高太深造成，但也可能是戴镜初期部分矫正的表现，又称为"假中央岛"，可先观察几天。但假中央岛应低于塑形前该点的实际高度。中央岛的解决方法是降低矢高。例如 LZA 减小 1°，RZD 减少一档。

九、气　　泡

反转区的气泡一般见于高度数、戴镜初期，会随时间逐渐减少。气泡较小的不作处理，一般会自动消失。气泡较大的可将镜片摘下后，在镜片凹面中滴一舒润液再戴镜。也有可能是 RZD 太深，造成气泡嵌在其中，可将 RZD 降低一档处理。

十、边翘过高与不足

边翘过高时变陡 LZA 1°，比如 33° 变为 34°，边翘过低（不足）时放平 LZA 1°，比如 33° 变为 32°。

十一、片上验光

按"抽卡"的选片试戴 CRT 后理想的片上验光结果，球镜应该在 0~+0.75D 间。如果片上光是正度数，则说明给的降幅过多了，需要减小基弧值（收紧基弧减少压力），每减小 0.10mm 相当于减少 –0.50D 降幅（增加 +0.50D），例如基弧由 88 改为 87，其近视降幅减少 0.50D。

如果片上光是负度数，则说明给的降幅不够，需要增大基弧（放平基弧增加压力），每增大 0.10mm 相当于增加 –0.50D 的降幅。例如基弧由 88 改为 89，其近视降幅增加 0.50D。注意如变化过 LZA 或 RZD，还需要再一次确认中心定位。

CRT 常见问题处理原则汇总为表 5-3-1：

表 5-3-1　CRT 常见问题处理原则

问题	可能原因	处理方案
中央荧光淤积	矢高过高造成拱顶	减少 RZD 减少 LZA
中央压力过大，镜片中心定位差	BC 太平 RZD 太小 LZA 太小	增加 RZD 增加 LZA
侧方偏位	矢高不足 镜片直径过小	增加 RZD 增加 LZA 增加镜片直径
角膜点染	矢高不足 镜片表面沉积物	增加 RZD 清洁或更换镜片
镜片无活动	矢高过高，镜片直径过大	减少 RZD 减少 LZA 减少直径
着陆区荧光过多	矢高偏低 e 值低	增加 RZD 增加 LZA

续表

问题	可能原因	处理方案
过矫正	角膜塑形过度	收紧基弧
矫正不足（中央无荧光淤积）	基弧过陡 镜片定位差	放平基弧，或 / 和增加 RZD 增加 LZA 改善定位
矫正不足（中央荧光淤积）	镜片拱顶	反转区拱顶，减少 RZD 着陆区拱顶，减少 LZA
镜片太松	反转区矢高太小 着陆区太松 镜片直径太小	增加 RZD 增加 LZA 增加镜片直径
上方偏位	RZD 不足 镜片直径太小	增加 RZD 增加直径
下方偏位（无拱顶）	着陆区太紧 镜片直径太小	减少 LZA 增加镜片直径
眩光或鬼影	反转区拱顶 偏位	减少 RZD 增加镜片直径
镜片划痕、透明度降低	镜片太脏 镜片护理操作不当 油性眼妆影响	正确的镜片护理操作
角膜散光增加	偏位 镜片直径太小 反转区矢高太小	改善中心定位 增加镜片直径 增加 RZD
戴镜视力差	偏位 镜片光度错误 严重过矫	改善中心定位 再核对一下验光结果和镜片光度
裸眼视力差	偏位 不规则角膜散光 镜片拱顶 严重过矫	增加 LZA 和（或）镜片直径 改善中心定位 按矫正不足的处理方案

注：①直径调整，一般增减 0.5mm 为一档，最大可以做 12mm。镜片直径至少要比角膜直径小 0.5~
1.0mm 以上；②增加 LZA 表示收紧，减少 LZA 表示放松

205

第四节　双矢高 CRT

一、双矢高 CRT 设计

前文提到过，散光塑形镜可以改善镜片定位，处理角膜散光大，角膜不对称的一些案例，让我们进一步扩大了角膜塑形的适应证。在 CRT 设计中同样也有"散光片"，称为双矢高设计（CRT-E）。双矢高设计指的是，在不同的主子午线上 RZD 和（或）LZA 也不同，这称为"双矢高"。"双矢高"设计的形式包括：

1. "双矢高"可以体现在两主子午线上的 RZD 不同，比如：88-500/550-33 的镜片，在一条子午线上 RZD 是 $500\mu m$，在另外一条子午线上 RZD 是 $550\mu m$，两主子午线上的矢高相差 $50\mu m$。

2. "双矢高"也可以体现在两主子午线上的 LZA 不同，比如：88-500-33/34 的镜片，在一条子午线上 LZA 是 33，在另外一条子午线上 LZA 是 34，两主子午线上的矢高相差 $15\mu m$。

3. "双矢高"还可以体现在两主子午线上的 RZD 和 LZA 都不同，比如：88-500/550-33/34（或书写为 88-500-33/550-34）的镜片，在一条子午线上 RZD 是 $500\mu m$、LZA 是 33；而在另外一条子午线上 RZD 是 $550\mu m$、LZA 是 34，两主子午线上的矢高相差 $50+15=65\mu m$。

二、双矢高设计的激光码标识

CRT 双矢高设计的镜片上会比常规设计多一组 4 个数字的激光码标识码，分别标识第二条子午线上的 RZD 和 LZA，由于双矢高设计 CRT 的 BC 只有一个（BC 区是球面设计的），所以就不再标识 BC 了。比如图 5-4-1 中的镜片上的两组标识分别是"845534"和"5835"，表示在第一子午线上 BC 是 84，RZD 是 550，LZA 是 34；在第二子午线上 RZD 是 575，LZA 是 35。

三、双矢高 CRT 的参数选择

与 VST 设计的塑形镜一样，判断是否需要双矢高 CRT 镜时，要用角膜地形图高度图计算 chord 在 8mm 处的角膜矢高差（见前文）。表 5-4-1 中是根据地形图上测量的矢高差推荐要使用的双矢高 CRT 镜片。

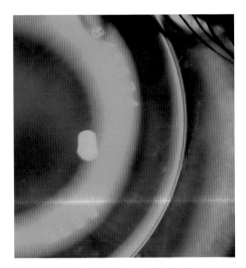

图 5-4-1 双矢高 CRT 镜片上有两组激光码标识

表 5-4-1 双矢高（RZD）CRT 矢高差异选择参考

chord 8mm 处的角膜矢高差（μm）	双矢高（RZD）CRT 矢高差异（μm）
13~30	25（例如：550/575）
30~60	50（例如：550/600）
60~90	75（例如：550/625）
> 90	100（例如：550/650）

* 每 25μm 的双矢高差异大约对应 1D 的散光。

比如：对于平 K 为 42.50D，主觉验光 –2.50DS/–2.00×180——1.2 的患者，角膜地形图高度图计算 chord 在 8mm 处的角膜矢高差是 50μm。"抽卡"选择 86-525-33，但由于矢高差大，需要用双轴设计，查阅上表应选择 RZD 矢高差异为 50μm 的镜片，所以双矢高设计镜片为：86-525/575-33。

如果不能获得准确的塑形前的高度图，则先试戴评估最佳配适的球面 CRT 以取得基础参数，比如：87-550-33，然后在此基础上陡峭子午线的 RZD 增加 50μm，变为 87-550/600-33，再做评估和试戴。

四、双矢高 CRT 试戴镜

生产商提供的双矢高 CRT 的试戴镜有两种：我国用的是一种 16 片，包括 8.3 和 9.0 两个 BC。有 8 种常用的 RZD 的组合，LZA 均为 33。美国还有一种有 80 片试戴镜，包括 8 个 BC（8.1~8.9），有 8 种常用的 RZD 的组合，LZA 均为 32、33、34 不等。

五、双矢高 CRT 的验配方法

双矢高 CRT 的验配方法与常规 CRT 类似：

1. 按常规 CRT 验配方法，按角膜平 K 抽卡选择第一片试戴镜参数。

2. 根据角膜地形图高度图计算 chord 在 8mm 处的角膜矢高差。

3. 查表计算需要的双矢高 CRT 的 RZD 矢高差。

4. 在双矢高 CRT 试戴镜组中寻找接近的试戴镜，并戴镜评估。

5. 评估、试戴满意后做片上验光，按验光结果修正 BC 参数。BC 调整原则与常规 CRT 相同（详见本章第三节"十一、片上验光"）。

第六章

硬性角膜接触镜常见并发症

硬性角膜接触镜因为其"硬"的特性也有与软性角膜接触镜不同的并发症特点。

一、角膜上皮损伤

(一) 操作不当

戴镜、摘镜不熟练，操作时间过长都有可能造成角膜机械性损伤。镜片、指甲都有可能对角膜造成机械性损伤（图 6-0-1），常常表现为表浅的条状、点状的上皮损伤，一般无明显症状，如累及上皮深层可有角膜刺激表现。

处理方案：熟练掌握镜片的戴镜、摘镜方法和技巧。

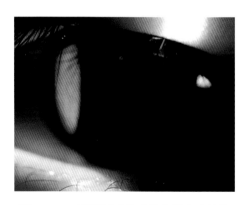

图 6-0-1　戴镜不当造成的角膜上皮擦伤

(二) 镜片损坏和沉淀物

镜片破损（崩边）、镜下沉淀物、镜片下异物、镜片划痕都可能对角膜产生机械性损伤，角膜上皮的损伤最常见。

图 6-0-2 是不同程度的镜片划痕和沉淀物，很容易对角膜造成损伤，常见

于护理操作不当，或完全不做护理，超期配戴等。

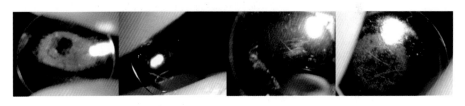

图 6-0-2　不同程度的镜片划痕和沉淀物

少量的镜片划痕或沉淀并不会引起明显的症状，所以这类问题更容易被忽略，患者未认真做镜片护理造成镜片损坏、角膜损伤的案例越来越常见。图6-0-3的患者，仅觉得轻度异物感和畏光，但实际上检查后发现镜片下的沉淀物非常明显，不但影响视力，中央角膜上皮也呈现环状片状脱落，如不及时处理可能会造成更严重的并发症。

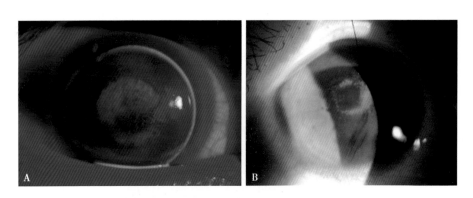

图 6-0-3　镜片下沉淀物造成的角膜上皮脱落

A.镜片下较多的沉淀物，已经影响视力；B.摘镜后中央角膜上皮呈现环状脱落

处理方案：认真清洁镜片，抛光打磨或者更换新镜片。关键在于早发现、早处理。

（三）镜片配适不良

镜片配适不良是造成上皮脱落的常见原因，过紧或过松的配适都会导致角膜上皮脱落、点状染色。图6-0-4是角膜塑形镜配适过平造成的中央角膜上皮点染。

处理方案：重新调整镜片配适。

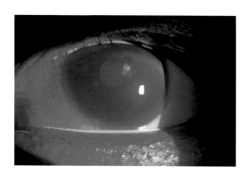

图 6-0-4 角膜塑形镜配适过平造成的中央角膜上皮点染

（四）角膜缺氧

现代硬性角膜接触镜都采用高透气材料制作，缺氧引起的并发症已非常少见。有的镜片配适过紧造成泪液交换非常少，甚至没有，也会造成角膜缺氧。

角膜缺氧包括角膜上皮微泡和微囊、角膜上皮水肿、基质皱褶和条纹、角膜新生血管、角膜内皮变化、角膜知觉减退等。一般无自主症状，角膜水肿时有雾视感。

处理方案：使用高 DK 值材料的镜片；放松镜片配适，增加镜片边缘翘起或减少镜片直径以增加泪液交换；减少戴镜时间。急性角膜水肿或中重度缺氧时要停戴。

（五）护理液过敏 / 毒性反应

硬性角膜接触镜护理液中的某些成分、变性物质、未彻底中和的过氧化氢溶液护理液以及未清除干净的蛋白酶液，均可引起角膜毒性反应，常常表现为角膜上皮点状或片状荧光染色，球结膜混合充血（图 6-0-5）。

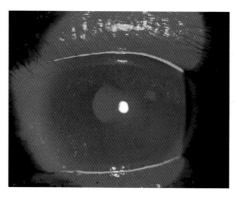

图 6-0-5 护理液毒性反应

处理方法：停戴镜片，使用角膜上皮保护剂和抗生素，更换护理液和镜片，加强护理教育。过氧化氢溶液护理液（双氧水，须彻底中和）不容易引起过敏和毒性反应，适合眼表敏感的患者。

（六）角膜上皮隐窝

镜片矢高太高或戴镜时手法不熟带入气泡至镜片下，造成镜片下多量微小气泡存在且眨眼时气泡未排出，气泡对角膜造成气泡压痕，摘镜后角膜上皮呈多量的圆形凹窝（见图 5-2-3），称为角膜上皮隐窝，也称角膜遮蔽性浅凹，常见于角膜塑形镜。患者一般无症状，如隐窝位于瞳孔区，可影响视力，如果角膜地形图没有提示过紧，摘镜后会慢慢消失。隐窝无上皮脱落，所以荧光素不会染色。

处理方案：改进戴镜方法，戴镜前在镜片凹面滴入润眼液，并保持镜片水平凹面中的润眼液不溢出，低头位戴镜。如属于矢高过高、配适过紧者，调整镜片参数改善配适。

（七）角膜上皮损伤的处理

1. 临床分级　角膜上皮损伤荧光素染色的临床分级如表 6-0-1。

表 6-0-1　角膜荧光素染色临床分级

等级	临床特征	临床处理
0	无染色可见	
1	微染色：表浅针点样着染（少于 10 点）；局部点刻样着染	无须处理
2	轻度染色：局部或弥漫针点样着染和适量的点刻样着染	一般不需处理
3	中度染色：大量的点刻样着染和密集的融合着染	通常需处理
4	重度染色：全角膜大量点刻样着染或融合着染；全层上皮脱失	需处理

2. 处理方案

（1）对于 0 级和 1 级的患者，无任何自觉症状，一般在复诊中发现，通常不需要进行处理。

（2）对于轻度的点状染色患者（2 级），需进行密切的随访，定期观察。必要时叮嘱其缩短戴镜时间。

（3）角膜塑形镜戴镜后第一天刚摘镜后常见 2 级角膜点状染色（非融合性），可密切观察，暂不处理。近视度数高的角膜塑形上皮着色率更高，需密切关注。但如果摘镜后 2 小时还存在融合性角膜点状染色，说明配适不良需要处理。

（4）对于 3 级以上中、重度染色患者，常合并有眼部不适甚至较重的角膜刺激症状，须停戴，使用角膜上皮修复剂，并同时滴用抗生素眼液预防感染，待角膜完全恢复后，才可继续戴镜。如反复出现角膜上皮脱落，应要求其中止配戴。

（5）角膜缘附近的点状染色，常常说明有镜片边缘配适不佳，角膜干燥，需要改善边缘配适。戴 RGP 者常见 3、9 点角膜缘附近染色，夜戴角膜塑形镜者则少见。

二、角膜色素环

有少数角膜塑形镜配戴者戴镜一段时间后，出现角膜旁中心的环状上皮色素环，称为角膜上皮铁质沉积环（epithelial iron deposition）。目前认为是塑形后角膜曲率变化明显，RC 区下泪液积聚，上皮细胞膜吸收铁质沉积造成。色素环不是病理的，不需要处理。高度近视降幅大，镜片使用时间过长的角膜塑形配戴者常见。

图 6-0-6 是一个连续配戴角膜塑形镜 2 年的角膜（降幅 –5.00D），角膜中周部与地形图上的高曲率 RC 离焦环位置对应处可见到一个不完整的褐色圆环状角膜上皮下的铁质沉积环（图 6-0-7，红色箭头及黄色环线所指）。

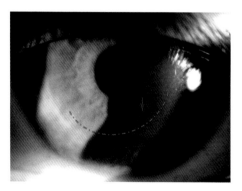

图 6-0-6　角膜上皮铁质沉积环

一般角膜上皮铁质沉积环常见于角膜塑形中角膜曲率变化最大、镜下泪液间隙最厚的位置，即 RC 环区。

三、无菌性周边角膜浸润、溃疡

镜片下方混入异物、镜片清洁不当、镜片污染、护理系统污染、配适不良、机械刺激等都会造成角膜无菌性浸润、溃疡。典型改变是角膜周边出现直径 1~2mm 孤立的灰白色圆形混浊，异物感、疼痛等刺激症状少，刮片培养阴性。

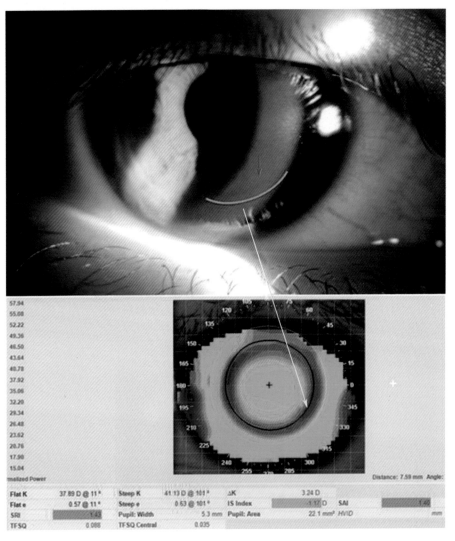

图 6-0-7　角膜上皮铁质沉积环与 RC 环区对应

处理方案：停戴，使用人工泪液、抗生素眼液，密切复查。一般情况下可很快治愈。

图 6-0-8 的配戴 RGP 镜的患者仅感轻度异物感，在日常复查中发现 3、9 点角膜的角膜无菌性浸润，停戴镜片后用抗生素滴眼，一周复查后即完全恢复（图 6-0-9）。

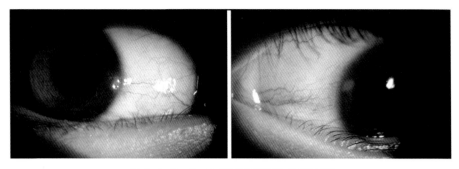

图 6-0-8　3、9 点无菌性周边角膜浸润

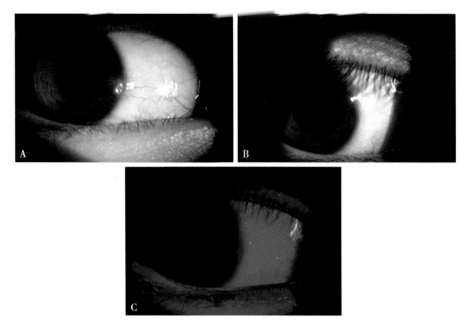

图 6-0-9　无菌性浸润停戴镜一周后角膜恢复

A. 一周前的无菌性角膜浸润；B. 停戴接触镜一周后角膜恢复；

C. 停戴接触镜一周后荧光无染色

四、感染性角膜炎

镜片配适不良、角膜上皮脱落损伤、镜片划痕、泪液交换差、无菌性角膜浸润病变进展、镜片护理操作不当、卫生状况差、超期使用镜片、不做定期复诊、高度近视塑形等都是感染性角膜炎的诱因。

随着硬性角膜接触镜材料、设计的发展进步和验配的规范化，配戴硬性角膜接触镜造成的感染性角膜炎已经非常少见了，但是，一旦发生通常非常严重。

　　感染性角膜炎的致病病原体以铜绿假单胞菌最多见，占 52%，其次是棘阿米巴原虫，占 30%。发病主要表现为明显的眼红、眼痛、畏光、流泪等刺激症状，分泌物增多，检查可见角膜中央或旁中央的溃疡灶，周围组织灰白色浸润，炎症反应明显，可有不同程度的前房炎症反应。不同病原体所致的角膜炎病灶形态和病程有所差异，实验室病原学检查可确认，要注意与无菌性角膜炎鉴别。

　　处理方案：立即停戴。针对不同的致病病原选用敏感抗生素滴眼，建议转角膜病专科处理。加强患者教育。

五、泪液异常

　　配戴硬性角膜接触镜造成的镜片磨损、沉淀物过多、配适不良等机械因素会对泪液的量、泪膜的结构、成分和物理性质等产生影响，引起相关并发症，包括结膜干燥症、干燥性角膜着色、角膜损伤（以 3 点、9 点多见）、泪膜不稳定等。

　　常见的症状为眼干涩、异物感，也可见烧灼感、痒、畏光、眼红、视物模糊、易疲劳和有黏丝状分泌物等。裂隙灯检查可见球结膜荧光素染色，瞳孔缘下方可见笑口型角膜上皮染色、3 点与 9 点角膜染色等。

　　处理方案：有上皮染色时应停戴镜片至上皮愈合。增加瞬目训练。配适不良需要调整镜片参数改善配适。使用润眼液，或无防腐剂的人工泪液。

六、结膜异常

（一）结膜反应性充血
　　镜片对结膜产生机械刺激，护理液的化学成分或因镜片污染物等刺激结膜，导致结膜血管扩张，表现为不同程度的睑结膜、球结膜充血（图 6-0-10）。

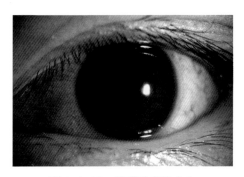

图 6-0-10　结膜反应性充血

处理方案：初戴时的刺激症状会随着对镜片的适应自行很快缓解。如是镜片污染物引起的，要仔细清洗镜片。

（二）慢性结膜炎

如个人卫生状况差或镜片护理不当，会引起慢性结膜炎。检查可见睑结膜充血，小乳头、滤泡，结膜囊有黏液性分泌物。

处理方案：注意个人卫生，认真做镜片护理清洁。

（三）感染性结膜炎

护理不当导致镜片或吸棒、镜盒被污染会引发结膜炎，患者机体抵抗力下降时也会发生。依从性好的配戴者几乎不会出现。主要表现为畏光、流泪、分泌物增多，结膜充血、水肿，睑结膜乳头和滤泡增生，结膜囊内可见分泌物。一般不影响视力，严重者可伴有眼睑的充血、水肿、疼痛和视物模糊。

处理方案：停戴，使用敏感抗生素滴眼。

第七章

开展硬性角膜接触镜验配的相关工具

本章列举了硬性角膜接触镜验配中需要使用的一些文件、协议和宣传材料作为样本资料供大家学习参考。实际工作中，可根据验配单位的实际情况做调整。

一、RGP 镜验配知情同意书

姓名：　　　　性别：　　　　年龄：　　　　档案号：

我已详细阅读了以下条例，并愿意遵守所有规定，同意接受 RGP 镜的矫正治疗。

内容如下：

1. 医生保证以高度的责任心，应用先进的技术和设备科学地为我进行检查及屈光矫正服务。

2. 本人了解该镜片是根据我的眼部各参数专门定制的特殊医疗器具，不能随意退换。

3. 镜片配戴初期会有 1 周 ~1 个月不等的适应期，我将予以理解，并在医生指导下坚持配戴。

4. 配戴期间，除特殊检查项目外可免费复查；若出现与本屈光矫正无关的眼病，不属医方责任。

5. 已知镜片材料特殊，属于易碎品，需妥善保管和使用。如因本人疏忽遗失、破损、变形等，则需要重新订购。

6. 已知配戴期间仍需要注意用眼卫生和合理用眼。若度数出现明显变化时，应重新更换新镜片。

7. RGP 镜片的一般正常使用周期为 1~2 年。但由于圆锥角膜病变等情况特殊，若在治疗期间眼睛发生明显变化，镜片也将有随之提前更换可能。

8. 其他：

我已了解上条例，并承诺严格遵守以下事项

1. 认真阅读 RGP 镜手册内容及注意事项，严格遵守正确的使用方法和护理程序。

2. 严格遵守正确的配戴时间。

3. 依照医生指定的复查日期接受定期检查。如不能赴约，应及时同负责医生联系，重新预约。

4. 关于连续配戴的使用和护理，遵守医生的指示。如因健康状态变化终止配戴或被认为配戴周期（时间）有必要变更时，遵循医生的判断和指示。

5. 在配戴过程中如有异常发生，立即同负责医生联系，恢复指导和处理。

6. 若停戴镜片 1 个月以上，必须接受眼科医生检查指导方可再行配戴。

本人（须满 18 岁）或父母签名：＿＿＿＿＿＿　医生签名：＿＿＿＿＿＿

日期：＿＿＿＿＿＿

二、角膜塑形屈光矫正的优点和缺点

优点	缺点
成功的角膜塑形镜配戴者，摘镜后日间可以获得正常的裸眼视力，不必戴用任何光学矫正眼镜	角膜塑形并不能治愈近视。停戴塑形镜后，近视度数会逐渐恢复戴镜前的状态
夜戴角膜塑形镜矫正视力的方法，特别适合需要运动或者不想戴眼镜的近视患者	角膜塑形镜的验配比传统的接触镜验配更复杂、更费时间；配戴者需要更仔细的镜片护理和更多的定期复查以确保塑形安全有效
近年来的研究显示角膜塑形能有效减缓儿童近视进展	相对而言，夜戴塑形镜的并发症比日戴接触镜的风险高
多数情况下，配戴角膜塑形镜能在 2 周内消除 4.00D 以内的近视（有个体差异）	配戴角膜塑形镜也会出现与配戴传统接触镜一样的并发症，如：护理液过敏、感染、角膜上皮损伤等（并发症发生风险依赖于配戴者的依从性）
配戴角膜塑形镜可以避免传统接触镜的一些问题，如：干眼、灰尘进入眼中等不适	不按医嘱配戴塑形镜可能会造成角膜损伤、红眼等不适，未及时处理的严重案例，甚至可能造成角膜溃疡
角膜塑形是可逆的治疗，一旦停止配戴，眼睛能很快恢复到配戴前的状态	治疗效果个体差异大，有少数人可能无法达到预想的近视降低
	在角膜塑形过程中，也可能会需要临时使用一下框架眼镜

三、角膜塑形镜验配知情同意书和验配协议

配戴者姓名：_____　档案号：_____　品牌：_____

为使配戴者详细了解角膜塑形术治疗近视的特点、方法细节，特明确告知以下内容。

配戴者适应证：

1. **常规适应证**　球镜 ≤ −6.00D，顺规散光 ≤ −1.50D，逆规散光 ≤ −0.75D，近视度数与散光度数之比 ≥ 2，角膜平坦 K 值 > 42.00D 或 < 46.00D，角膜 e 值 0.3~0.6。

2. **非常规适应证**　球镜 > −6.00D 或 < −10.00D，顺规散光 > −1.50D，逆规散光 > −0.75D，近视度数与散光度数之比 < 2，角膜平坦 K 值与希望降低的近视度数之差 ≤ 36.00D，或角膜平坦 K 值 ≤ 40.00D 或 ≥ 46.00D，角膜 e 值 < 0.3 或 > 0.6。眼睑过紧，睡觉姿势喜欢偏侧卧或俯卧。

配戴者禁忌证：

1. **眼部禁忌证**　包括严重的干眼症、慢性泪囊炎、眼睑闭合不全、麻痹性斜视、眼球震颤、严重的慢性角膜炎、结膜炎、圆锥角膜、慢性葡萄膜炎、高眼压症、低眼压症、晶状体混浊及慢性青光眼等。

2. **全身禁忌证**　包括严重的急、慢性鼻窦炎、严重的糖尿病、正在使用对配戴角膜接触镜有影响的药物、严重的类风湿性关节炎等胶原性疾病及精神病配戴者等。

角膜塑形治疗的主要特点：

1. **发展性**　近视是一个持续发展的眼科疾病，配戴角膜塑形镜的青少年儿童近视进展的程度一般会减轻。

2. **可逆性**　在裸眼视力获得提高后，如因某种原因停止角膜塑形治疗，一定时间后近视和角膜形态会恢复原来塑形前的状态。

3. **依从性**　治疗者必须严格遵从乙方的规定治疗和复查，不按规定戴镜和复查是效果不佳的主要原因。

4. **使用寿命**　角膜塑形镜属高精密易损易碎物品，必须严格按照规定精心操作，仔细护理（儿童不能自理应由家人代替），可使用 1~2 年。但配戴者泪液质量或者发育期眼睛参数变化时，须根据视光师的建议及时更换镜片。

5. **夜戴**　角膜塑形镜主要在夜间睡眠时间配戴（8~10 小时），配戴者白天眼睛处于非近视的状态。非常规矫治的若有残留度数，白天可能还要配戴一副低度数的近视框架镜。

6. 角膜塑形术是一种非手术性质的近视矫治方法，能有效遏制近视快速

加深，并能在治疗期间快速提升裸眼视力。

7. 高消费性 角膜塑形镜虽然效果显著，但仍是一种消费较高的视力矫治产品，对经济承受能力有一定要求，长期使用者须支付镜片损坏、更新、护理品的消耗、复诊等费用。

检查操作流程：

1. 初步检查 配戴者在验配人员通过一系列专业的眼科检查设备对眼睛进行初步检查后，确定除近视外，无其他影响治疗的眼部疾病方可进入以下的程序。

2. 咨询谈话 当配戴者自愿选择接受采用角膜塑形术进行近视矫正时，须仔细向验配人员咨询了解整个治疗过程及注意事项，仔细阅读《角膜塑形术矫治知情同意书和验配协议》，并办理交费手续。

3. 专项检查 通过角膜曲率仪、角膜地形图、主客观验光，裂隙灯显微镜、眼压等专项检查，收集临床参数作为定制加工塑形工具的依据。

4. 治疗前预测 根据对检查所得到的技术参数（主要有眼屈光测定值、散光及其类型、角膜曲率半径、角膜地形图等）预测最低近视矫正指标。

5. 试戴 根据试戴 1~2 小时或一夜的连续试戴角膜塑形镜的治疗表现和效果调整镜片参数直至配适效果满意。

6. 定制镜片 经专项检查及试戴确认后定制适合配戴眼 的角膜塑形镜。

7. 跟踪评估 在矫正期内必须进行定期观察评估。

（1）复查内容：镜片；依从性检验；裸眼视力；角、结膜体征；角膜曲率和屈光状态变化等。

复查时间：除特殊情况遵照医生的规定外，按以下时间复查。

复查时间	注意事项
戴镜次日早晨（不摘镜）	携带镜片和所有护理用品
配戴后第 1 周（摘镜后）	携带镜片和所有护理用品
配戴后第 2 周（摘镜后）	携带镜片和所有护理用品
配戴后第 1 个月（摘镜后）	携带镜片和所有护理用品
配戴后第 3 个月（摘镜后）	携带镜片和所有护理用品
配戴后第 6 个月（摘镜后）	携带镜片和所有护理用品
配戴后第 6 个月后每 3 个月（摘镜后）	携带镜片和所有护理用品

（2）指导配戴：验配人员指导配戴者学习如何摘戴角膜塑形镜以及配戴后

的注意事项和镜片的护理保养方法。在确认治疗者掌握配戴要领后，方可让配戴者将镜片带回自行配戴使用。

（3）治疗初期症状：角膜塑形术治疗初期出现轻微的眼刺激症状或异物感，一过性的结膜充血或轻微的视物重影均为正常现象，随着矫治期的延续会自然消失。

（4）矫治期：矫治期为2个月，以正式治疗之日起计算，矫治期结束后以验光测定结果评价矫治效果。

（5）维持期：①在维持期，不管近视度数低还是高，必须每天坚持配戴，才能起到控制近视的效果。②多运动（打乒乓球、羽毛球、放风筝等）、多望远、不挑食、少吃甜食、连续近距离用眼（电脑、电视、看书、学习等）45分钟应让眼睛得到放松和休息（望远、眼保健操、闭目等）。③只有正确、连续使用角膜塑形镜和精心护理镜片（矫治工具）并养成良好的爱眼用眼习惯，角膜塑形术才能起到控制及遏制近视快速加深的作用，白天的裸眼视力才能维持。

（6）目前角膜塑形近视矫正的缺点：①疗效肯定，但每个人的矫正效果和矫正速度有差异。②达到矫正目的后，其戴镜巩固的时间长短存在个体差异。③违反操作规程或因个体差异，戴镜后可能出现如复视、眩光、异物感、暂时性散光、角膜溃疡等并发症。④角膜塑形镜需长期配戴，达到矫正目的后仍需戴镜巩固矫正的效果和防止近视的快速加深，一旦停戴无法起到控制作用。⑤镜片的作用是可逆的和有限的，不能改变近视的病理过程。

（7）矫治期间，如果不正确使用、护理镜片（如戴镜、摘镜动作不规范，任意缩短或延长戴镜时间，戴镜时揉眼或遭受撞击，清洗、消毒不彻底，错误使用其他品牌的护理液等），可能损坏镜片和损伤眼睛，引起角膜水肿、擦伤、感染、溃疡或角膜散光，严重者可能出现视力下降。

角膜塑形的治疗费用：

人民币_____元整。（大写：万____仟____佰____拾____元整）

各方责任

为保证配戴者的角膜塑形术达到满意的效果，乙方提供适合配戴者配戴的塑形镜并提供正确的使用指导和全程跟踪服务。

（一）乙方（验配机构）须做到以下几点

1. 乙方自配戴者交付全额角膜塑形术治疗费用之日起，须在30天内（含第30天）通知配戴者前来取镜，特殊片的时间电话通知。

2. 角膜塑形镜片属于国家药监局批准的Ⅲ类医疗器械，在镜片的使用期限终止时或由于在配戴期间保养和护理不当而造成磨损，必须提前更换才能保证角膜塑形治疗的安全和最佳塑形效果。

3. 乙方有义务完成角膜塑形术治疗过程中的配戴眼的数据采集分析、镜片定制、戴镜后的跟踪评估、镜片检测护理及为改善效果进行参数调整、重新定制镜片等项工作，并对准确性负责；

4. 乙方的专业人员必须保证以高度责任心尽力控制甲方近视的加深，由于个体差异及其他多种因素的影响，如出现轻度矫正不足，乙方将根据情况为配戴者调整治疗方案。

5. 治疗期间，部分治疗眼会出现轻度的暂时性视物重影，为治疗过程中可能发生的正常现象，并在乙方专业人员的监控下坚持治疗，其中绝大多数人会在 2 个月之内逐渐消失，极少数人则需根据情况为治疗者调整治疗镜片参数。

无论普通或特殊矫治，如果无效（在矫治期满时裸眼视力无任何提高），或经乙方鉴定，发现配戴者有治疗前检查未能排除的禁忌证（配戴者隐瞒病情除外），必须终止矫治，配戴者在退回完好的镜片及收款票据后，乙方退还全额治疗款。如配戴者治疗效果未达预期疗效，在矫治期满一个月内选择终止矫治，配戴者在退回完好的镜片及收款票据后，退还 50% 的治疗款；或由乙方免费调整镜片继续矫治。

6. 当镜片破损时，如配戴者怀疑有质量问题而造成镜片损坏，经有资质的鉴定机构证实镜片确实属于有质量问题，则由乙方承担镜片的费用及质量鉴定费用。

7. 乙方在配戴者做角膜塑形术期间必须做到以下事项：

（1）对配戴者的视力检测必须准确，不隐瞒近视病情真相，验光处方单正确；

（2）让配戴者了解角膜塑形术的适应证及禁忌证；

（3）指导配戴者学习如何摘戴镜片以及配戴后的注意事项和镜片的护理保养方法；

（4）在确认配戴者掌握配戴要领后，方可让配戴者把镜片带回家自行配戴使用；通知配戴者定期复查视力，准确检查治疗效果，并给予正确的指导。

8. 乙方承担验配、复查及指导、解答配戴者疑议的责任。

（二）甲方（配戴者）须做到以下几点

1. 角膜塑形镜片交付时，配戴者应和乙方验配人员共同对镜片的数量及外观、质量进行验收；镜片在带回后使用过程中如因自己操作不当而出现损坏、遗失等情况，重新订购镜片时，其他的检查费不用再支付。

2. 根据《角膜塑形术矫治知情同意书和验配协议》的相关内容，除知情书中乙方做到的第 5 条规定外，配戴者若改变主意要求终止配戴，乙方不退还任何费用。

3. 治疗期间，个别配戴者因角膜弹性过强而导致无法进行角膜塑形或塑形效果差；角膜耐受性过差而导致角膜上皮反复脱落、影响配戴安全而需要终止治疗者，乙方不退还任何费用。

4. 治疗期间内配戴者不按规定的时间复查，出现矫治效果不理想或出现并发症的，配戴者自行承担一切不良后果，配戴者若要求终止配戴，乙方不退还任何费用。

5. 治疗期间偶然会发生眼睛充血、疼痛感或镜片偏位等异常现象，一旦发生上述问题，应立即摘下镜片，并配合乙方专业人员进行处理，以保证眼睛健康和矫正治疗效果。

6. 在其后的维持期中仍应按规定时间按时复查，如遇任何异常现象应及时复查。

7. 为保证治疗的安全有效及塑形镜片的使用寿命，须使用和塑形镜片性能相配套的护理产品和附件。

8. 在维持期间，部分配戴者随着眼球自然生长和正常的角膜塑形，塑形镜片使用寿命虽未到期，但在正常配戴、护理情况下白天裸眼视力下降，需重新订购镜片。

9. 角膜塑形镜属精密易损易碎产品，配戴者在清洗镜片时一定要注意用力均匀、轻柔，如配戴者在日常操作过程中发生角膜塑形镜镜片损坏，应立即与乙方联系并补片，已损坏的镜片由乙方回收。

10. 治疗期间，若发现配戴者隐瞒病史或出现与角膜塑形术无关的眼疾，因而导致终止配戴，则由配戴者承担由此而产生的损失。

11. 如配戴者近视超过 600 度，经矫治后可能会残留部分近视度数，白天需配戴低度框架眼镜才能满足用眼需要，或改为白天配戴。

补充条款：

_____

_____

_____

_____

_____

告知书一式两份，乙方及配戴者双方各执一份；擅自增加或修改的条款无效。

重点确认

请参加角膜塑形术矫治近视的配戴者（未成年者家长）仔细、明确回答以下提问：

1. 您已阅读、充分了解并接受《角膜塑形术矫治知情同意书和验配协议》的内容。　　　　　　　　　　　　　　　　　　是□　　不是□

2. 您已经了解角膜塑形屈光矫正、镜片更换、退货等的一切相关费用。
　　　　　　　　　　　　　　　　　　　　　　是□　　不是□

3. 您已经了解除角膜塑形外的其他屈光矫正方法。　　是□　　不是□

4. 您已了解停止角膜塑形术治疗，近视会逐渐恢复原状。
　　　　　　　　　　　　　　　　　　　　　　是□　　不是□

5. 您已了解配戴角膜塑形镜可能会出现的风险和并发症。
　　　　　　　　　　　　　　　　　　　　　　是□　　不是□

6. 您已同家人取得一致观点、自愿接受角膜塑形术治疗近视。
　　　　　　　　　　　　　　　　　　　　　　是□　　不是□

7. 您已熟知镜片戴镜、摘镜和镜片护理方法、塑形镜配戴方案和复诊方案。
　　　　　　　　　　　　　　　　　　　　　　是□　　不是□

8. 您已了解矫正中可能会出现视力波动。　　　　是□　　不是□

9. 您已了解日间可能还需要配戴一副框架眼镜。　是□　　不是□

10. 您能够在乙方的指导下完成整个矫治过程。　是□　　不是□

11. 在治疗过程中出现的任何情况，您能及时与我们取得联系。
　　　　　　　　　　　　　　　　　　　　　　是□　　不是□

12. 您能按时复诊。　　　　　　　　　　　　　是□　　不是□

13. 您已经了解角膜塑形镜属精密易损易碎产品。　是□　　不是□

以上重点请您签字确认：配戴者签字_____　监护人签字：

甲方（未满十八岁由家长签名）签字：

乙方名称：_____　　　地址：

责任验配师：_____　　　电话：

　　　　　　　　　　_____年_____月_____日

四、试戴镜借片说明和押金单

姓名　　　　　　**年龄**　　　　　　**电话**

该患者因验配角膜塑形镜，需要将试戴镜借回家过夜试戴。我方已教会该患者镜片的正确使用方法。因镜片属于特殊医疗器械，且材料特殊，设计精密，请妥善保管小心使用。并需要收取 ××× 元 / 片的镜片借戴押金，待镜片完好及时归还时全额退还。

赔付规定：

1. 若借戴期间，镜片出现意外丢失、碎裂情况，以相应押金全额赔付；

2. 若镜片检查时，发现有缺损、裂纹或肉眼可见的明显刮擦痕迹，则视镜片报废不可使用，以相应押金全额赔付；

3. 若因特殊原因需要延长借戴时间期限的，须及时与医生联系并在押金单上注明，否则以不及时归还镜片处理，从押金中扣减镜片使用磨损费，以超出的每天 ××× 元 / 片计

已由医生裂隙灯下展示确认：镜片完好。

借戴片型号：OD　　　　　　OS

借戴日期　　　　　　　　归还日期

实交押金＿＿＿＿＿＿＿；

监护人或年满十八岁本人签字＿＿＿＿＿＿＿；

签字日期＿＿＿＿＿＿＿；

五、角膜塑形定片记录

定片记录

日期			订单号		定片人		
定片参数	品牌与类型	定片参数	定片直径	颜色	特殊要求	备注	
	L						
	R						
是否已签署	《角膜塑形术矫正治疗同意书》 □是　□否						
备注							

六、角膜塑形验片记录

验片记录

订单号			收片日期			验片日期	
验片人		交片人			收片人		

标签参数核对	姓名	品牌与类型	定片参数是否与订单一致?				
			右				
			左				

质量确认	表面光洁：□是　□否				边缘光滑：□是　　□否		
	表面划痕：□有　□无				边缘缺损：□有　　□无		

验片试戴		戴镜视力	居中性	活动度	荧光染色评估		
	右		□是 □否	□> 2.0mm □1.0~2.0mm □< 1.0mm	□正常 □松 □紧 □水平偏位		
	左		□是 □否	□> 2.0mm □1.0~2.0mm □< 1.0mm	□正常 □松 □紧 □水平偏位		

是否已向配戴者演示戴镜、摘镜与镜片护理	□是 □否	配戴者是否能自行操作戴镜、摘镜与镜片护理	□是 □否
是否已告知配戴者镜片易碎，小心保存	□是 □否	是否已告知配戴者镜盒吸棒护理办法	□是 □否
是否已将护理包交配戴者	□是 □否	是否已告知配戴者特别注意事项	□是 □否
配戴者是否已购护理产品并告知用法	□是 □否	是否已将诊所联系方式告知配戴者	□是 □否
是否已告知配戴者明晨戴镜复查	□是 □否	镜片是否能够交付	□可以交付　□不可以交付

收片人（配戴者）确认签字：

镜片标示粘贴：

（签字确认表明收片人（配戴者）在镜片质量和使用上都确认无问题。如后期镜片出现刮痕或破损，配戴者需自行承担镜片重新订购费用，不再属于医方责任。）

227

七、角膜塑形术矫治工具领取确认书

（一）角膜塑形镜

眼别	镜片参数：标识粘贴	直径	戴镜视力	材料	颜色	完好
OD						
OS						

（二）角膜塑形镜附属工具

请在□内填写数量并确认打钩：

附属配件	数量	确认
镜盒	□	□
护理液	□	□
润眼液	□	□
吸棒	□	□
清洁液	□	□
戴镜、摘镜、镜片护理视频光盘	□	□
角膜塑形术治疗指导手册	□	□
角膜塑形术治疗协议	□	□

（三）配戴者或家长确认

1. 经指导已掌握角膜塑形术的方法和特点，并能正确使用上述矫正工具做治疗；

2. 所交付的矫正工具符合本人的订购要求；

3. 认真履行双方协议。

配戴者或家长签字：

配戴者或家长联系电话：

日期：

228

八、硬性角膜接触镜的戴镜、摘镜和镜片护理指南

（一）戴镜、摘镜前的准备

1. **操作场所**　在干燥及容易找到镜片的清洁场所；

2. 硬性接触镜专用护理液；

3. 润眼液；

4. 生理盐水或凉开水（烧开后的 8 小时内的凉开水）；

5. 吸棒、镜盒、镜子、盛有少量凉开水的托盘（塑料材质）、纸巾；

6. **洗手**　戴镜、摘镜之前应将指甲剪短（注意不能涂抹指甲油），用皂液充分洗净双手并冲洗干净。

（二）硬性角膜接触镜的戴镜片法

方法一：

1. 从镜盒中取出镜片，凹面向上放在示指和中指指腹上，滴入 2~3 滴护理液后用三根手指打圈揉搓 20 余秒后再用生理盐水或凉开水冲洗。

2. 将洗净的镜片对着灯光检查，观察镜片是否清洗干净，镜片边缘是否完整，镜片是否有裂痕，如有则不能配戴。

3. 将镜片凹面向上放在对侧眼的示指上并在镜片上点一滴润眼液，用同侧眼的示指和拇指撑开上下眼睑，手指的位置尽量靠近睑缘，嘱患者眼睛盯住前方，另一只手将镜片轻轻戴在角膜中央（图 7-0-1）。

4. 戴镜后观察镜片与眼睛之间是否有气泡，若有，则重新配戴（镜片凹面内滴满润眼液）。

5. 判断镜片是否戴正的方法　①遮住另一只眼睛，看是否能看清物体，若能，代表位置正确；②在配戴者侧面观察角膜上镜片。

6. 镜盒用生理盐水或凉开水冲洗干净，打开镜盒盖，将其晾干。

注意事项：戴镜时应同时睁开双眼，让眼睛固视镜子一处，在戴镜时要控制眼球的转动，另外，要保证镜片在角膜上放置稳妥后，先松开下眼睑，再缓慢松开上眼睑，同时保持眼睛睁开，过早放开上睑有可能使镜片偏移或脱落。

方法二：

1. 用戴镜眼的同侧手的示指托起镜片。

2. 照着镜子，用同一只手的中指拉开下眼睑，另一只手的示指拉起上眼睑。

3. 仔细照着镜子，将镜片慢慢接近眼睛，轻轻放在角膜上。如果配戴时眯着眼睛或眨眼，都会使镜片无法准确放在角膜上。放入镜片时，不要用力按压眼球，或用指甲触碰眼睛或镜片。

4. 镜片放在角膜上后，慢慢松开撑开眼睛的手指，轻轻眨几下眼。

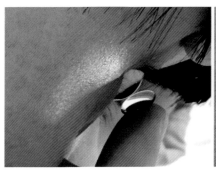
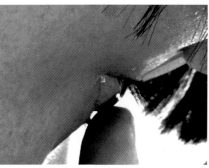

图 7-0-1 戴镜

戴镜练习方法

1. 配戴者可以先将润眼液滴到干燥的手指上做戴镜练习。

2. 充分洗手。

3. 润眼液黏滞度大，滴到干燥的手指上会形成一个水珠。

将水珠按上述戴镜的方法"戴"到角膜上（图 7-0-2）。

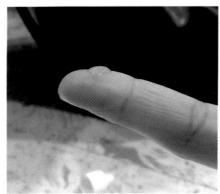
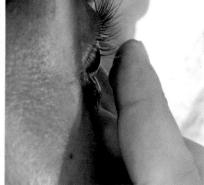
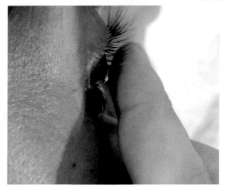

图 7-0-2 水珠戴镜练习

（三）硬性角膜接触镜的摘镜方法

方法一：吸棒法

1. 双眼滴入 1~2 滴润眼液，先确认镜片在角膜上且眨眼时镜片会滑动，再用吸棒取下。如果滴入润眼液，眨眼数次后镜片仍然不滑动，则向上看，用手指紧压对应下方角膜缘的下睑缘处 3 次，再向下看，用手指紧压对应上方角膜缘的上睑缘处 3 次，做几次瞬目动作。反复上述操作使镜片活动。

2. **吸棒的使用**　用同侧眼的示指和拇指撑开上下眼睑，用另一只手拿住吸棒的末端，吸盘垂直对准镜片旁中央区，将镜片吸下来（图 7-0-3）。若吸棒粘住镜片却无法从眼睛里取下时，侧移吸棒就会伸之与镜片分开，重做。

3. 将镜片从吸棒上取下时，用拇指扶住镜片平行侧移，切勿强行取下镜片。

4. 摘下镜片后滴上护理液，揉搓 20 秒后用生理盐水或凉开水将镜片冲洗干净，放入镜盒并注入护理液浸泡。放入镜片时注意不要碰到镜盒边沿否则易引起镜片破损。

5. 吸棒用护理液清洗，再用生理盐水或凉开水冲洗后干燥存放。

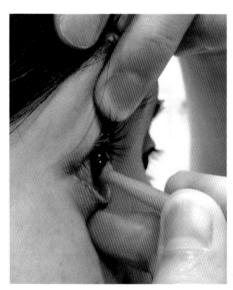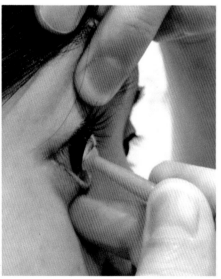

图 7-0-3　吸棒法摘镜

方法二：手摘法

利用双手进行操作。用左手示指拉开上睑后再轻轻下压，使上睑缘顶住镜片上缘，用右手的示指拉开下睑，并利用下睑缘使镜片下缘脱离角膜，摘镜时，需在面部下方放置托盘，以防止镜片脱落后丢失。

（四）镜片移位时处理

有时由于操作失误，镜片不能正确放置在角膜上，或者配戴过程中，镜片偏离角膜，可通过下面的方法使镜片复位。

1. **首先确定镜片的位置**　通过镜子可找到镜片的位置。如果没有镜子，可用手指轻轻地放在眼睑的不同区域找到镜片或通过眼睛向不同的方向转动来确定镜片的位置。

2. 眼睛向镜片相反的方向转动（图 7-0-4 A）。

3. 用手指按住眼睑阻止镜片滑动。

4. 眼球逐渐向正前方转动，使镜片回到角膜中央（图 7-0-4 B）。

5. 若复位失败，可用吸棒将镜片摘下后再重戴镜。

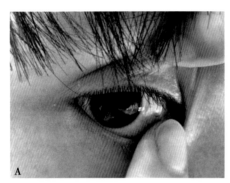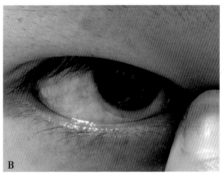

图 7-0-4　移位镜片复位

A. 眼球尽量向移位镜片的相反方向注视；

B. 眼球向移位的镜片方向转动，镜片回复到角膜上

（五）**硬性角膜接触镜的镜片护理操作**

1. **清洁冲洗**　戴镜前和摘镜后都需要仔细清洁、冲洗镜片。首先彻底洗净双手，将镜片凹面向上放在示指和中指指腹上，滴入 2~3 滴护理液后用拇指打圈揉搓二十几秒后再用生理盐水或凉开水冲洗；或者把镜片凹面朝上，平放在非主力手的手掌上，滴几滴护理液（注意每次用护理液时瓶子应完全倒立再挤压，防治药液被瓶口污染），用主力手的示指或中指进行放射方向揉搓清洗20 次左右，然后再用主力手的拇指、示指和中指夹住镜片，用生理盐水或凉开水边清洗边将护理液清洗干净。清洁过程中，为防止镜片丢失，可以在冲洗镜片时下方放置托盘或者在下水口放置防漏垫。

2. **镜片保存**　镜片必须放置在硬性角膜接触镜专用的保存盒中（见图 2-0-3），以防止划伤镜片，镜盒中注满护理液。镜盒中的护理液需每日更换，

不可重复使用。

3. **镜盒和吸棒的更换**　镜盒和吸棒每 3 个月更换一次。

（六）**硬性角膜接触镜护理液的使用**

1. **使用期限**　在购买和开封前，看看护理液的出厂日期和使用期限，一般的护理液应在 4~25℃的温度下保存，保存期限都在 2 年以上。对多数人来说，一瓶 120ml 的多功能护理液可以连续使用 30~45 天。通常一瓶护理液在开封后的 3 个月，无论有无剩余都应丢弃更换新的。

2. **使用量**　放入的护理液达到镜盒的 3/5 就可以，即液面刚刚没过镜片。

3. 对于每天戴镜的配戴者，护理液应每天更换，可保证所使用的液体总是处于洁净有效的状态。不可因为节省护理液而每天部分更换。因为使用过的护理液已经是相对污染的，即使再加入部分新的护理液，镜片还是处于相对污染的状态。

4. 对于不定期戴镜者，也要经常进行镜片的护理操作。镜片经常规的清洁后可连续存放 7 天，然后更换新的护理液。当重新戴用前，仍然要先进行一次清洗和消毒。

九、角膜塑形镜的配戴指导

1. **配戴方式与时间的指导**　夜间配戴时间应大于 6 小时，少于 12 小时。如果因睡眠时间不足而近视降度不够时，可以在未睡眠时就开始配戴。

低度近视（小于 –2.00D）采用夜戴方式持续戴镜 3 个月以上者，可根据屈光度稳定情况（前一夜未戴后，日间裸眼视力未降低）酌情指导患者适当减少戴镜时间，如每周停戴一天或隔日配戴等方式。

2. **操作程序的指导**

（1）配戴角膜塑形镜前必须剪短指甲并磨光滑，不涂抹指甲油。每次摘戴眼镜前应彻底洗净双手，洗手时，最好使用皂液（皂液不含羊毛脂、乳霜以及防腐剂，以免影响手指和镜片清洁度）。另外不要用易脱落毛絮的毛巾擦手，否则易沾到镜片上引起眼睛不适。

（2）不可使用医生建议以外的护理产品（尤其是软镜的护理液），戴镜期间不可以随意点用未经医师处方的滴眼液。

（3）角膜塑形镜及其配套的镜盒和吸棒不能用开水或加热消毒，以防变形（图 7-0-5）。镜片、吸棒每 3 个月要更换一次。

（4）托盘一定要用塑料材质的，因为 AB 消毒液会腐蚀金属材料，使其生锈，若铁锈不慎进入眼睛会引起不良反应。若用凉开水冲洗镜片，装凉开水的容器需要定期更换或消毒。生理盐水开封后或凉开水烧开后超过 8 小时就不可使用了。

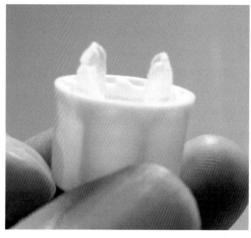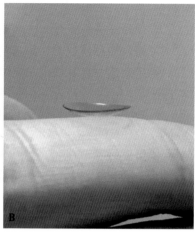

图 7-0-5 开水烫过的镜盒镜片

A.开水烫过的镜盒，镜片夹融化、变形；B.开水烫过的镜片，扭曲变形

（5）请务必接受定期检查，即使自己没有感觉到异常，配戴非常舒适，也可能会在不知不觉间产生眼部疾病，或者弄脏、划伤镜片。即便没有异常状况，也要按专业人士的指导接受定期检查。

（6）如果未能取下镜片，可能镜片丢失或移位了，请及时与验配医师联系。

（7）如果当镜片落在地上或其他地方时，用水沾湿手指，或用吸棒轻轻沾起镜片，若拿起时用力按压镜片或横向拉拖，都可能引起镜片划伤或破损。

（8）切勿把镜片放置在高温场所（如夏天放在车内），镜片的耐热程度低，温度高时镜片可能会变形。

（9）冬季等低温条件下，勿把镜片放置在温度过低的场所（室外或车内），防止装有镜片的护理液结冰。

（10）切勿让镜片接触化妆品、护手霜、发胶、引起镜片性状改变的药品或油类，镜片可能会变质而无法使用。此外，还可能引起眼睛充血。

（11）配戴镜片时，请不要用手揉擦眼睛，以防止镜片偏移或掉落。

3. 特殊情况

（1）选择日戴的患者，处于风沙、粉尘或其他污染环境时不要戴镜；游泳或洗澡时也不可戴镜。

（2）每天戴镜片前，确认眼睛是否有过多分泌物或充血症状。如戴镜后有任何不适或异常，都应停止配戴，去眼科医生或专业人士处接受检查治疗。

（3）发生镜片丢失应及时与验配医师联系。

（4）感冒发热或身体抵抗力下降时，停止使用角膜塑形镜，避免眼睛感染。

4. 镜片的更换

（1）正常情况下，镜片 1~1.5 年更换。

（2）镜片污损、沉淀严重而无法处理，划痕，边缘破损，变形等情况都会影响眼部健康，发现就要更换。

（3）镜片近视降度不足时需要更换。

参考文献

1. 瞿佳. 角膜地形图的应用和分析. 眼视光杂志, 2000, 2（4）：246-247.

2. 王静, 谢培英, 郑英德, 等. 透气性硬性角膜接触镜矫治屈光不正的效果. 眼视光学杂志, 2002, 4（2）：78-80.

3. 谢培英, 齐备. 临床接触镜学. 北京：北京大学医学出版社, 2004.

4. 瞿小妹, 褚仁远. 角膜塑型术临床疗效及其相关因素. 眼视光杂志, 2004, 6（1）：6-9.

5. Sawano T. Sakamoto R, Li M, et al. 30天连续配戴硬性透氧性角膜接触镜的安全性研究. 眼视光学杂志, 2004, 6：9-12.

6. 褚仁远, 谢培英. 现代角膜塑形学. 北京：北京大学医学出版社, 2006.

7. 谢培英, 王志昕, 迟蕙. 少年儿童近视的长期角膜塑形疗效和安全性观察. 中国斜视与小儿眼科杂志, 2008, 16（4）：145-152.

8. 吕帆. 接触镜学. 第2版. 北京：人民卫生出版社, 2011.

9. 谢培英, 迟蕙. 实用角膜塑形学. 北京：人民卫生出版社, 2012.

10. 杨积文, 卜立敏, 纪惠芳, 等. 高度近视儿童配戴硬性透气性角膜接触镜临床观察. 眼科新进展, 2012, 32（2）：175-176.

11. 中华医学会眼科学分会眼视光学组. 硬性透气性接触镜临床验配专家共识（2012年）. 中华眼科杂志, 2012, 48（5）：467-469.

12. 谢培英. 角膜塑形镜验配技术基础篇. 北京：人民卫生出版社, 2014.

13. 吕帆. 角膜塑形验配技术基础篇学习指导. 北京：人民卫生出版社, 2015.

14. 陈志, 瞿小妹, 周行涛. 角膜塑形镜对周边屈光度的影响及其作用机制. 中华眼视光学与视觉科学杂志, 2012, 14（2）：74-78.

15. 毛欣杰, 吕帆. 角膜塑形术的安全因素不容忽视. 中华眼视光学与视觉科学杂志, 2016, 18（2）：69-71.

16. 中华医学会眼科学分会眼视光学组. 角膜塑形术的临床风险防控指南（2017）. 中华眼视光学与视觉科学杂志, 2017, 19（8）：449-453.

17. Shaughnessy MP, Ellis FJ, Jeffery AR, et al. Rigid gas-permeable contact lenses are a safe and effective means of treating refractive abnormalities in the pediatric population. CLAO J, 2001, 27：195-201.

18. Stein HA, Slatt BJ, Stein RM, et al. Fitting guide for rigid and soft contact lens. Saint Louis: Mosby, 2002.

19. Cho P, Cheung SW, Edwards MH. Practice of orthokeratology by a group of contact lens practitioners in Hong Kong. Part 1. General overview. Clin Exp Optom, 2002, 85 (6): 365-371.

20. Rah MJ, Jackson JM, Jones LA, et al. Overnight orthokeratology: preliminary results of the Lenses and Overnight Orthokeratology (LOOK) study. Optom Vis Sci, 2002, 79 (9): 598-605.

21. Seidemann A, Schaeffel F, Guirao A, et al. Peripheral refractive errors in myopic, emmetropic, and hyperopic young subjects. J Opt Soc Am AA Opt Image Sci Vis, 2002, 19 (12): 2363-2373.

22. Alharbi A, Swarbrick HA. The effects of overnight orthokeratology lens wear on corneal thickness. Invest ophthalmol Vis Sci, 2003, 44: 2518-2513.

23. Veys J, Meyler J, Davies l. Essential contact lens practice. Boston: Butterworth-heinemann, 2002.

24. Cho P, Cheung SW, Edwards MH, et al. An assessment of consecutively presenting orthokeratology patients in a Hong Kong based private practice. Clin Exp Optom, 2003, 86 (5): 331-338.

25. Tahhan N, Du Toit R, Papas E, et al. Comparison of reverse-geometry lens designs for overnight orthokeratology. Optom Vis Sci, 2003, 80 (12): 796-804.

26. Lee JL, Kim MK. Clinical performance and fitting characteristics with a multicurve lens for keratoconus. Eye and contact lens, 2004, 30 (1): 20-24.

27. Cheung SW, Cho P. Subjective and objective assessments of the effect of orthokeratology--a cross-sectional study. Curr Eye Res, 2004, 28 (2): 121-127.

28. Atchison DA, Jones CE, Schmid KL, et al. Eye shape in emmetropia and myopia. Invest Ophthalmol Vis Sci, 2004, 45 (10): 3380-3386.

29. Cho P, Cheung SW, Edwards M. The longitudinal orthokeratology research in children (LORIC) in Hong Kong: a pilot study on refractive changes and myopic control. Curr Eye Res, 2005, 30 (1): 71-80.

30. Boost MV, Cho P. Microbial flora of tears of orthokeratology patients, and microbial contamination of contact lenses and contact lens accessories. Optom Vis Sci, 2005, 82 (6): 451-458.

31. Charman WN, Mountford J, Atchison DA, et al. Peripheral refraction in orthokeratology patients. Optom Vis Sci, 2006, 83 (9): 641-648.

32. Cho P, Cheung SW, Mountford J, et al. Good clinical practice in orthokeratology.

Cont Lens Anterior Eye, 2008, 31（1）: 17-28.

33. Chan B, Cho P, Cheung SW. Orthokeratology practice in children in a university clinic in Hong Kong. Clin Exp Optom, 2008, 91（5）: 453-460.

34. Van Meter WS, Musch DC, Jacobs DS, et al. Safety of overnight orthokeratology for myopia: a report by the American Academy of Ophthalmology. Ophthalmology, 2008, 115（12）: 2301-2313.e1.

35. Cho P, Boost M, Cheng R, et al. Non-Compliance and Microbial Contamination in Orthokeratology. Optom Vis Sci, 2009, 86（11）: 1227-1234.

36. Walline JJ, Jones LA, and Sinnott LT. Corneal reshaping and myopia progression. British Journal of Ophthalmology, 2009, 93（9）: 1181-1185. .

37. Smith EL 3rd, Hung LF, Huang J. Relative peripheral hyperopic defocus alters central refractive development in infant monkeys. Vision Res, 2009, 49（19）: 2386-2392.

38. Herzberg CM. New technology and lens designs are expanding the applications for orthokeratology treatment. Contact Lens Spectrum, 2010, 1: 22-32.

39. Queirós A, González-Méijome JM, Jorge J, et al. Peripheral refraction inmyopic patients after orthokeratology. Optom Vision Sci, 2010, 87（5）: 323-329.

40. Alfonso JF, Ferrer-Blasco T, González-Méijome JM, et al. Pupil size, white-to-white corneal diameter, and anterior chamber depth in patients with myopia. J Refract Surg, 2010, 26（11）: 891-898.

41. Mutti DO, Sinnott LT, Mitchel GL, et al. Relative peripheral refractive error and the risk of onset and progression of myopia in children. Invest Ophthalmol Vis Sci, 2011, 52（1）: 199-205.

42. Kakita T, Hiraoka T, and Oshika T, Influence of overnight orthokeratology on axial elongation in childhood myopia. Invest Ophthalmol Vis Sci, 2011, 52（5）: 2170-2174.

43. Lum E, Swarbrick HA. Lens Dk/t influences the clinical response in overnight orthokeratology. Optom Vis Sci, 2011, 88（4）: 469-475.

44. Kang P, Swarbrick H. Peripheral refraction in myopic children wearing orthokeratology and gas-permeable lenses. Optom Vis Sci, 2011, 88（4）: 476-482.

45. Santodomingo-Rubido J, Villa-Collar C, Gihnartin B et aL. Myopia control with orthokeratology contact lenses in Spain: refractive and biometric changes. Invest Ophthalmol Vis Sci, 2012, 53（8）: 5060-5065.

46. Cho P, Cheung SW. Retardation of myopia in Orthokeratology（ROMIO）study: a 2-year

randomized clinical trial. Invest Ophthalmol Vis Sci, 2012, 53（11）：7077-7085.

47. Hiraoka T, Kakita T, Okamoto F, et al. Long-term effect of overnight orthokeratology on axial length elongation in childhood myopia：a 5-year follow-up study.Invest Ophthalmol Vis Sci, 2012, 53（7）：3913-3919.

48. Santodomingo-Rubido J, Villa-Collar C, Gilmartin B, et al. Orthokeratology vs. spectacles：adverse events and discontinuations. Optom Vis Sci, 2012, 89（8）：1133-1139.

49. Charm J, Cho P. High myopia-partial reduction ortho-k：a 2-year randomized study. Optom Vis Sci, 2013, 90（6）：530-539.

50. Chen C, Cheung EW, Cho P. Myopia control using toric orthokeratology（TO-SEE study）. Invest Ophthalmol Vis Sci, 2013, 54（10）：6510-6517.

51. Bullimore MA, Sinnott LT, Jones-Jordan LA. The risk of microbial keratitis with overnight corneal reshaping lenses. Optom Vis Sci, 2013, 90（9）：937-944.

52. Bennett ES, Henry VA. Clinical Manual of Contact Lenses. 4th ed. Philadelphia：Lippincott Williams &：Wilkins, 2014.

53. Zhu MJ, Feng HY, He XG, Zou HD, Zhu JF. The control effect of orthokeratology on axial length elongation in Chinese children with myopia. BMC Ophthalmol, 2014, 14：141.

54. Sun Y, Xu F, Zhang T, et al. Orthokeratology to Control Myopia Progression：A Meta-Analysis. PLoS One, 2015, 10（6）：e124535.

55. Li SM, Kang MT, Wu SS, et al. Efficacy, Safety and Acceptability of Orthokeratology on Slowing Axial Elongation in Myopic Children by Meta-Analysis. Curr Eye Res, 2015, 3：1-9.

56. Wen D, Huang J, Chen H, et al. Efficacy and Acceptability of Orthokeratology for Slowing Myopic Progression in Children：A Systematic Review and Meta-Analysis. J Ophthalmol, Epub 2015 Jun 11.

57. Mountford J, Ruston Daue T. Orthokeratoloy principles and practice. London：Butteruorth-Heinemann, 2004.

58. Paragon vision science, Paragon CRT100 Professional Fitting and Information Guide. https：//www.paragonvision.com/resources/crt-fitting-procedure/. 2016.10

角膜塑形收费标准的相关思考

有一个家长向我抱怨，周围很多孩子都在用角膜塑形，但价格太贵了，一副角膜塑形镜在 4000+~18000+ 元之间，太贵……；另外一个家长通过"分答"向我询问：孩子要配角膜塑形镜，配什么牌子好？因为不同牌子价格相差很大，配哪个性价比高？

中国的顾客对于"配眼镜"的价格结构是非常熟悉的：验光免费或收几十元不等（现在收费的验配场所，包括医院一般收 20 元左右），主要的花费是眼镜本身，验配过程的"技术服务费"相对于眼镜产品的价格几乎可以忽略不计。所以商家的定价核心也是围绕眼镜产品做的——**收费围绕着患者购买了什么产品，而不是接受了什么服务。**

接触镜（隐形眼镜）验配，包括特殊接触镜的验配（如圆锥角膜、不规则角膜的 RGP 验配，角膜塑形等）也是如此的定价策略。

我想起了自己经历过的案例：

例一：曾经为一个严重圆锥角膜患者验配 RGP。双眼圆锥都比较严重，角膜地形图显示严重不对称，但角膜都还很透明。为了获得良好的配适，我们做了 6 片试戴镜才获得了可接受的配适，且不谈过程中花费的大量的精力和检查，仅仅是做试戴镜的成本也是不少的。如果按"最终配的一片镜片多少钱"来收费，那这样的患者可是倒贴不少的……

例二：一个角膜散光非常大（6.5D）的弱视儿童验配 RGP。因为需要做复曲面 RGP，而且散光太大，没有可用的试戴镜，验配是靠现有的检查数据理论计算出来的。第一，对角膜形态的检查（包括角膜曲率计和角膜地形图）是有误差的，检查过程中患者的配合、泪膜、注视方向等都会受到影响；第二，散光这么高的眼睛，很难获得准确的屈光度；第三，RGP 戴镜后，不仅和角膜形态有关，还和眼睑张力、眼睑对镜片的影响有关。这就意味着，靠计算法验配的镜片可能会有误差，比如：也许配适是合适的，但是眼睑张力大，镜片定位不佳；也许，配适合理但镜片光度少了 0.50D，视力矫正就差了那么一点。所以，可能需要做试戴镜，根据试戴镜的配适情况再定正式片，而试戴镜要向患者收费却很难解释……

例三：一些复杂的角膜塑形患者，比如近视程度较高，e 值较高，角膜直径过大或过小，角膜曲率过平或过陡，眼睑过紧等情况，短期的试戴可能反映不出问题，需要更多的试戴和观察，验配时间也会耗费更多……

视光学的服务也同医学一样，不是简单粗暴的"验光配镜"一刀切的理解。同样也分简单和复杂的情况，对不同的情况，需要的知识技能是天差地远的。我理解接触镜验配的定价应该包括镜片的成本和验配服务成本。其中，镜片成本包括货品供应、管理成本、镜片材料费（镜片成本）——这和我们理解的普通商品的售卖是一样的；服务成本包括医生（验光师）给的接触镜处方，为患者提供的接触镜选择、护理卫生指导、镜片维护（抛光、清洁）的价值。比如美国和中国无论服务商还是顾客对于角膜塑形镜服务的价值点是不同的，按我个人的理解简单描述为表 1。

表 1　美国和中国患者对角膜塑形镜验配的服务价值的重视度

		美国	中国
镜片成本	货品供应	★	
	货品管理	★	
	镜片材料费	★★	★★★★★
服务成本	检查和试戴	★★★★★	★
	试戴镜日常管理维护	★★	
	开处方	★★★★★	★
	产品选择	★★★	
	护理卫生指导	★★★	★
	镜片维护（抛光、清洁）	★★	

收费应该是按患者在接受服务过程中与医生交谈咨询、接受检查和检查的时间和复杂程度来计算的，费用应包含医生、技师、助理对综合检查、复诊等过程中对患者服务付出的工作时间和相关材料成本。

我期望视光服务的收费原则是：①越复杂的案例处理，需要越多专业技术技能的，收费相对越高；②收费策略应该是专业服务导向，而不是产品导向（可能短期内还很难实现）。

美国的视光诊所的收费分为"每次收费制"和"一费制"。

"每次收费制"是对包括初次验配和复诊在内的每一次服务都进行收费。这种收费方案中，患者可以根据自己的需要来复诊。这种收费方式，把检查、镜片材料、耗材等都做了详细的细分定价。美国镜片材料费不贵，涉及人的服务的检查、复诊等费用很高。所以如果只看"镜片多少钱"的话，同样产品可能美国的角膜塑形镜比我国的还便宜很多。这样定价的好处是，患者会更重视更贵的服务部分，而相对忽视定价较低的产品（镜片材料费）。使用什么产品，主要由医师决定，患者并不关心。而我国角膜塑形镜的定价策略常常是相反的，产品（镜片材料费）很贵，而检查费相对极低或免费，这也是患者总是询问"什么牌子的塑形镜好"的原因。

美国也有采用"一费制"的。一费制规定在一定的时间范围内，患者可以随时回来接受所有接触镜验配和相关服务。一费制的收费标准按验配难易程度和验配需要持续的时间而分不同层次。对于一个从未戴过接触镜的患者来说，对他做接触镜相关教育的成本更高，如：接触镜使用、戴镜、摘镜和卫生护理操作指导等花费的时间更长。而对于像散光镜片、老视镜片等的验配服务，则需要更多的复诊或需要考虑更多因素，所以收费标准要更高。同时，如果采用一费制收费，患者会愿意经常来复诊，因为在规定的时间期限内是免费复诊的。所以，患者不会觉得经常复诊有经济上或心理上的负担，医生和患者可以建立更好的交流，患者能获得开心和健康的接触镜配戴体验。

不论是"每次收费制"还是"一费制"，接触镜的验配检查费不包括对眼睛疾病的诊断和治疗费用，即使是相关的眼睛疾病与接触镜验配相关，也是要对眼病检查和治疗额外收费的。

我们认为，按我国国情，更适合按验配难度分级的"一费制"定价策略。如果是角膜塑形的话，我理解，塑形的目的是：①塑形后的角膜地形图满意；②角膜正常健康无损害；③日间视力好。只要能达到上述3个目的，选用什么品牌的塑形镜产品是由患者的具体角膜特点和塑形后的地形图表现来决定的，而这些应该由医生根据检查试戴结果来决定，而不是患者"听闻隔壁老王家的孩子配的是 × 品牌很好"来决定。——用什么牌子不重要，获得满意的近视控制效果、良好的日间视觉质量和健康的角膜最重要！

从本书的介绍中可看到，硬性接触镜验配是需要相当多的经验和知识才能掌握的，其学习曲线也比一般的框架镜或软性接触镜验配长。期望未来角膜塑形镜片（包括 RGP）大幅降价，而硬性接触镜验配的技术服务大幅提价。专业技术服务的体现，还需要广大同仁的一致努力，更需要患者的理解。

梅颖 唐志萍
2017 年 12 月于上海

28检